香川県の、[illegible]なクリニックが

巨[illegible]療
グ[illegible]へと
拡[illegible]きた理由

松本義人
MATSUMOTO YOSHIHITO

幻冬舎MC

はじめに

香川県の県庁所在地である高松市は、人口約41万人の中核市です。瀬戸内海に面する四国の玄関口として経済や文化が古くから栄えてきました。しかし現在では、市街地の人口減少、少子高齢化、郊外への人口流出など多くの問題に直面しています。

私は大学を卒業後、脳外科医として香川医科大学（現・香川大学）附属病院で勤務していましたが、2007年、43歳のときにこの高松市で小さなクリニックを開業しました。気軽に足を運んでもらえるクリニックで、地域の人の健康を守りたい——その思いで開業を決意しましたが、高松市は当時からすでに人口減少が始まっており、既存の医療機関と同じようなクリニックを開業しても、患者を取り合う熾烈《しれつ》な競争に巻き込まれるのは目に見えていました。

そこで私はほかのクリニックとの差別化を図るため、脳外科医としての知見を活かし、地域の医療ニーズや既存の医療資源などを徹底的にリサーチしました。すると高松市には脳外科手術をする大きな病院はあるものの、脳梗塞など重篤な脳疾患の兆候をつかむことができる脳の検査に特化したクリニックがないということが分かったのです。

脳血管疾患は日本人の死因の4位となっており、重大な脳疾患を発症してからでは大掛かりな手術や治療が必要となります。高齢化が進み多くの人が健康寿命への関心を高めるなか、無症状でも軽度の脳疾患を検査で見つけだし、早期治療に導くクリニックに必ずニーズがある、そう考えた私は、MRIなど最先端の設備を備え、検査を専門とした脳外科クリニックを開業したのです。

事前のリサーチで確信を得ていたとはいえ、実際のところはふたを開けてみるまで分からないという心配もありましたが、開業当初から予想以上の反響があり、好スタートを切ることができました。ニーズがあるという見込みは間違っていなかったのです。

また、患者が通いやすい場所に開業したこと、最新設備や私自身の専門医としての知見が信頼の獲得につながったことなど、さまざまな要因がかみ合い、クリニックは地域の人々に受け入れられ、患者は順調に増えていきました。

その後は、分院展開や脳外科以外のクリニックの開業を進め、今では診療圏内で7つのクリニックをもつグループ展開に至っています。


本書では、この17年間のクリニック経営を振り返りながら、マーケティングやエリア展開、デジタル化による業務の効率化など、地方都市のクリニックが安定した経営を成り立たせるポイントについて解説しています。

本書が、地方都市の医療従事者、病院経営者にとって、クリニックの運営の悩みから脱却し、医療と経営を両立させるための一助となれば幸甚です。

香川県の小さなクリニックが巨大医療グループへと拡大できた理由　目次

［第1章］

広がる都市部との医療格差
衰退の一途をたどる
地方医療の現状

都市部と地方の深刻な医療格差

日本では国民皆保険制度が1961年にスタートしました。国民皆保険制度ができる前年の1960年の平均寿命は女性が約70歳、男性は約65歳でしたが、2022年には女性が約87歳、男性は約81歳といずれも80歳を超えています。誰もが軽い負担で高度な医療を受けることができるこの制度により、日本は世界最高レベルの平均寿命と保健医療水準を実現しているのです。

しかし、せっかくこのような保険制度をもちながら、現実には都市部と地方で医療格差が存在し、地域によっては保険制度を利用するどころか十分な医療を受けることができない人も存在しているのが実態です。国民皆保険制度は、国民全員が公正に享受できなければならないにもかかわらず、医療格差が大きな問題として残っています。

厚生労働省の医療施設（動態）調査によると、東京都内ではクリニックなどの一般診療所が2021年時点で1万4000施設以上となっています。この数は都内に7000店

［図表１］都道府県別の無医地区数

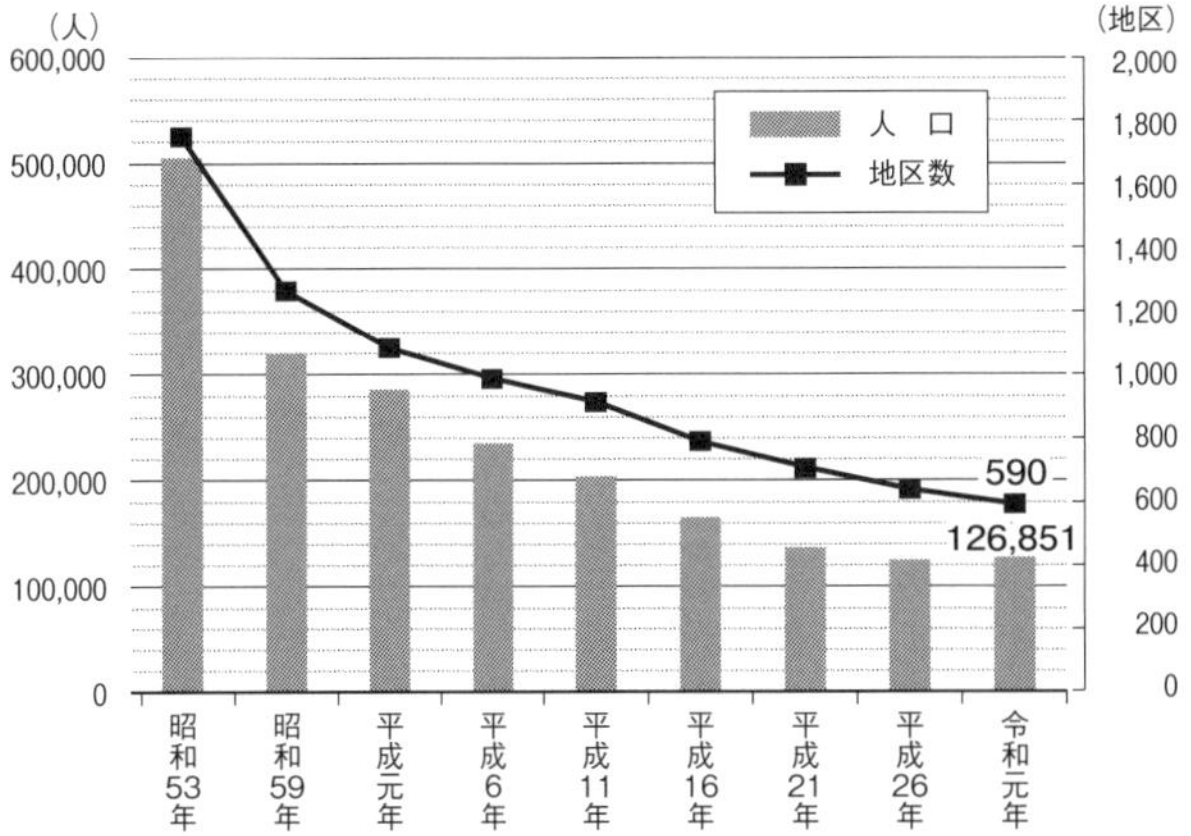

出典：厚生労働省「令和３年度無医地区等及び無歯科医地区等調査」の概況

以上あるとされるコンビニエンスストアの倍にあたります。都市部を少し歩くだけで同じ通りに何店もコンビニが並んでいることに驚きますが、それ以上に医療施設がひしめき合っている状況にあるのです。

一方で地方を見てみると、かつて「無医村」という言葉もありましたが、今でも地方には「無医地区」が多く存在します。２０２２年10月の時点で、半径４㎞内に50人以上が住んでいるのに医師がいない無医地区は、全国に５５７地区あります（厚生労働省無医地区調査）。前回２０１９年の調査より33地区減ったものの、今でも全国の無医地区には合わせて12万2000人以上の人が暮らしているのです。

無医地区がない、すべての地区に医師が存在する都道府県は、東京都をはじめ埼玉、千葉、神奈川の各県、大阪府といった都市部の自治体が中心で、地方では山形、佐賀両県だけです。無医地区の数が最も多かったのは北海道の64カ所で、広島県53カ所、大分県38カ所などが続きます。

1966年の調査では約3000カ所の無医地区があったことを考えると総数は減ってきていますが、近年になってから無医地区数が増加した自治体もあり、地域にとって深刻な問題であることに変わりはありません。

医療格差の実態を表す医師偏在指標

厚労省が2020年に公表した医師偏在指標においてもその実態が明らかになりました。この指標は、地域ごとの医療ニーズや人口構成、医師の年齢分布、地理的条件などの要素を数値化して、算定式により都道府県ごとの医師の充実度をはじき出したもので、全国平均が238・3のところ、東京都は329で最も医療が充実しているという結果にな

［図表2］都道府県ごとの医師偏在指標

順位	都道府県	医師偏在指標	順位	都道府県	医師偏在指標	順位	都道府県	医師偏在指標
	全国	238.3						
1位	東京都	329.0	17位	兵庫県	243.0	33位	山口県	210.3
2位	京都府	314.9	18位	奈良県	241.1	34位	三重県	208.2
3位	福岡県	300.5	19位	広島県	240.4	35位	群馬県	208.2
4位	沖縄県	279.3	20位	大分県	238.0	36位	岐阜県	204.7
5位	岡山県	278.8	21位	島根県	235.9	37位	千葉県	200.5
6位	大阪府	274.4	22位	宮城県	232.7	38位	長野県	199.6
7位	石川県	270.4	23位	神奈川県	231.8	39位	静岡県	191.1
8位	徳島県	265.9	24位	愛媛県	231.0	40位	山形県	189.4
9位	長崎県	259.4	25位	福井県	230.9	41位	秋田県	180.6
10位	和歌山県	257.2	26位	鹿児島県	229.8	42位	茨城県	179.3
11位	鳥取県	255.0	27位	愛知県	225.3	43位	埼玉県	178.7
12位	高知県	254.3	28位	北海道	222.0	44位	福島県	177.4
13位	佐賀県	251.3	29位	栃木県	216.7	45位	青森県	172.1
14位	熊本県	248.5	30位	山梨県	216.4	46位	新潟県	169.8
15位	香川県	247.8	31位	富山県	216.2	47位	岩手県	169.3
16位	滋賀県	243.5	32位	宮崎県	210.6			

出典：厚生労働省が三次医療圏（都道府県）と二次医療圏で医師偏在指標を算出したデータを基に作成

りました。一方で28の道県が全国平均を下回り、下位には秋田、茨城、埼玉、福島、青森、新潟の各県が並び、最下位の岩手県の指標は169・3と、医療の充実度は東京都の半分ほどとなっています。

医師が足りないわけではない

このようなデータが示すように地方に医師が少ないのは深刻な事態ですが、全国的にみると医師の絶対数が足りないというわけではありません。

国は以前から医師を増やす対策に取り組んでいて、２００８年度以降、全国の医学部の定員は大幅に増員されました。２００７年度の定員は７６２５人だったのですが２０１６年度は９２６２人と１６００人以上増やしました。さらに地域医療に従事する医師を目指す学生を対象に設けた「地域枠」で学ぶ医学生は、２００５年度の64人が２０１７年度には１６７６人と増加しています。

こういった施策などもあり、医師国家試験には毎年90％前後の高い合格率で七千数百人が合格しています。引退する医師の数を考慮しても毎年増加を続けている状況にあるのです。逆に少子化が進んで人口が減っていくなかで医師が増え続けているため、国は２０２９年、遅くとも２０３２年には医師と国民との需給関係が均衡して、その後は医師の供給過多状態に陥るとみているほどです（２０２０年、医療従事者の需給に関する検討会）。

［図表３］ 医学部全体定員数推移

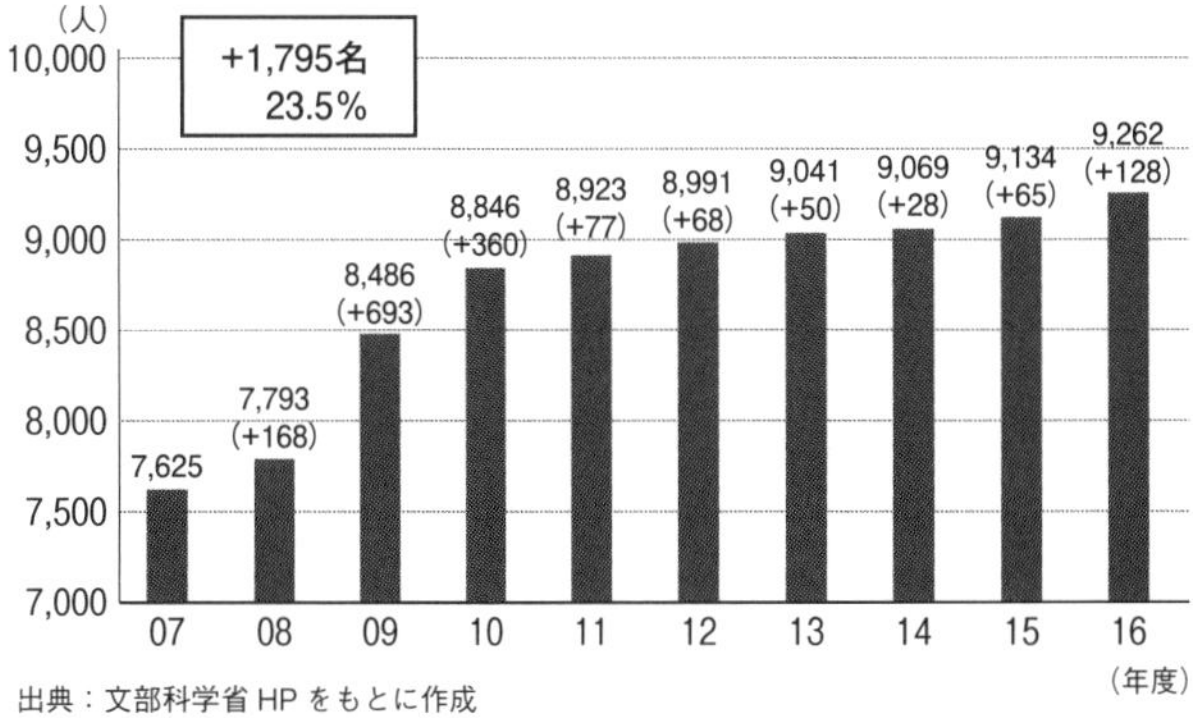

出典：文部科学省 HP をもとに作成

［図表４］ 地域枠の入学定員の推移

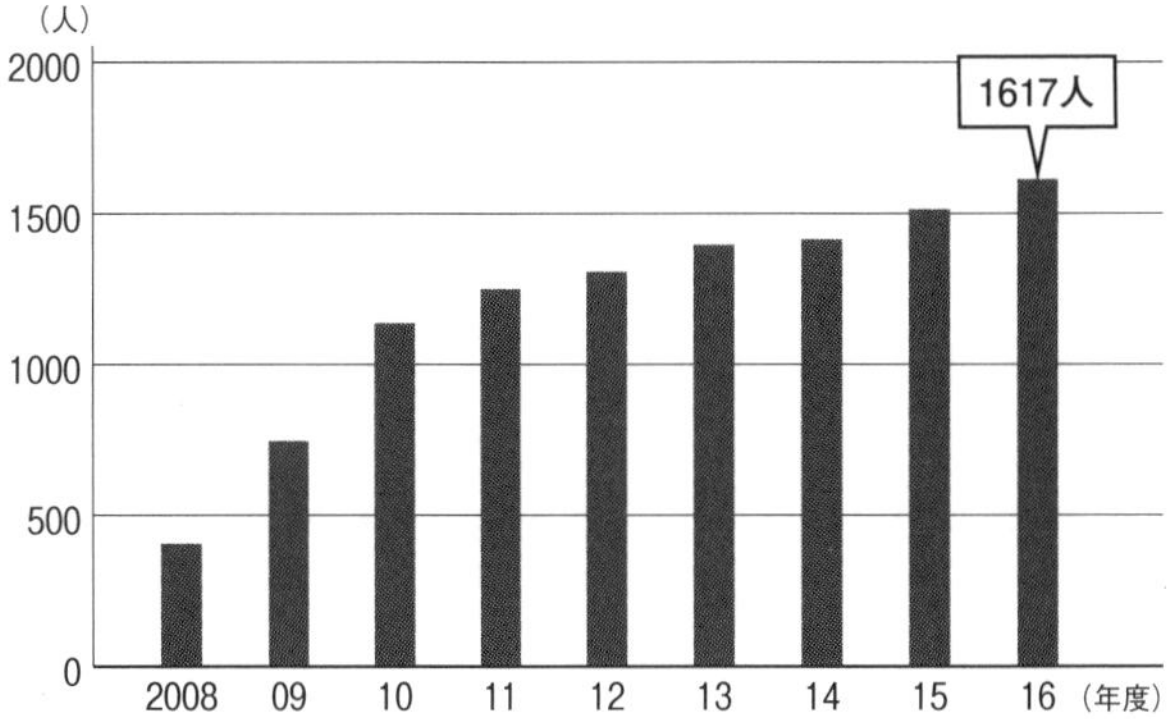

出典：文部科学省調べ

医師になるには、難しい試験を突破して医大や大学医学部に進学し、6年間大学で学んだうえ厚労省の定める医師臨床研修制度などを経て、独り立ちするには大学入学から10年以上はかかるとされています。

そうして医師として活躍するのを夢見てきたのですから、やはり患者が多く、研究施設や最新医療機器が充実する都市部志向が高くなるのも無理はないことです。厚労省は地域の人口や人口密度で分けた医療圏ごとに10万人あたりの医師数の増減（2008年と2014年の比較）も調べていますが、52の大都市医療圏（人口100万人以上など）では減少したのは2％、171の地方都市医療圏（人口10万～20万人など）で5％だけですが、それ以外の121の過疎地域医療圏の24％は医師が減っているという結果が出ています。

私が開院している高松市は四国の玄関口としてある程度の都市機能を備えた土地とはいえ、学生や働き盛りの若い人たちは、高校や大学、多種多様な職場が充実している本州の都市部である神戸や大阪に出ていきますし、近隣の都市部を越えたら一足飛びに東京へと流れていきます。若い医師たちも同様で、高度な医療に触れて修行を積みたくても、香川の中にいる限り大学病院といくつかの総合病院以外では無理だと外に出ていきます。これ

［図表5］二次医療圏ごとにみた人口10万人対医療施設従事医師数の増減
（2008年→2014年）

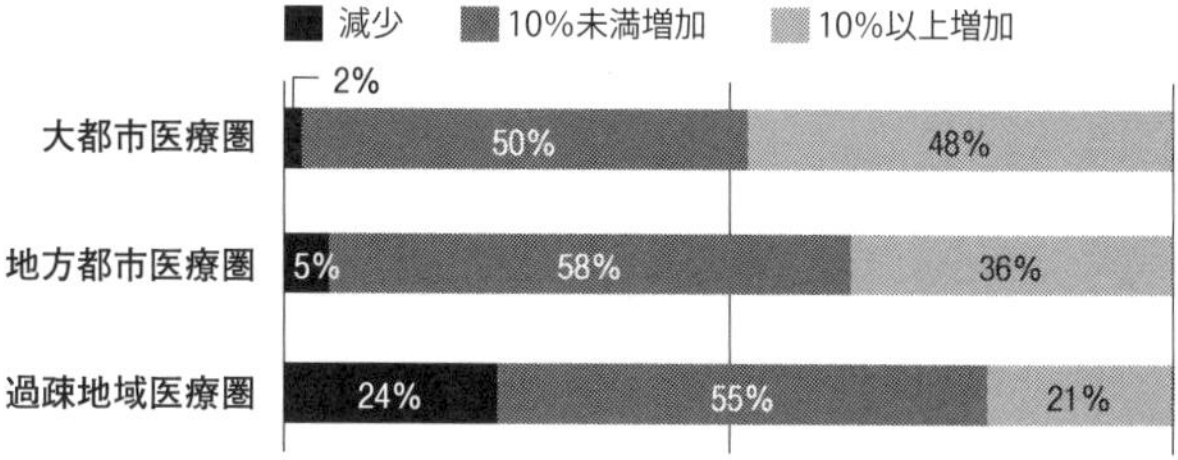

（※）わが国全体では、平成20年から平成26年にかけて約10%増加（212.32人⇒233.56人）。二次医療圏については、平成26年（2014年）時点のもの（全344圏域）

・大都市医療圏（52圏域）：人口100万人以上または人口密度2,000人/㎢以上
・地方都市医療圏（171圏域）：人口20万人以上または人口10～20万人かつ人口密度200人/㎢以上
・過疎地域医療圏（121圏域）：大都市医療圏にも地方都市医療圏にも属さない医療圏

※四捨五入している関係で数値の合計は必ずしも100%にならない。

出典：厚生労働省医政局「医師偏在対策について」をもとに作成

はどの地方都市でもみられる傾向だと思います。実際私も、海外・国内留学での研鑽を経て高松に戻ってきた経歴をもっていますが、当初は納得のいく医療が提供できない歯がゆさを感じたものです。

医療は医師によって患者に提供されるサービス、いわば職人技です。そしてこのサービスを支えるのは最先端の高度な医療機器や医薬品を使いこなせる知識と技術です。その医師の存在と機器の配置が地域により遍在が大きくなって、地方の医療が崩壊の危機にさらされています。

いくら医師の養成を進めて医師を増やしても、大都市医療圏、地方都市医療圏に医師が偏ってしまう状況が続くのであれば、都市部と地方との医療格差が小さくなることはありません。

地域のクリニックに求められているもの

厚労省の統計によると、医師の診療科別の割合は2020年末時点で医療施設に従事する医師32万3700人のうち、主たる診療科では内科医が19%、整形外科は7%、外科4・1%、産婦人科3・5%、リウマチ科0・6%などとなっていて、診療科別の格差が顕著です。これは全国的に問題視されていることで地方に特化した傾向ではありませんが、ただでさえ絶対数が少ない専門医が、地方においてはさらに少ない状況になるのは目に見えています。

このような診療科の偏在や医師数の不足に対して厚生労働省では「病院完結型」から、地域全体で治し、支える「地域完結型」の体制の構築を提唱しています。

「地域完結型医療」とは患者の身近な地域でそれぞれの病院やクリニックが、その特長を活かしながら病気の診断や治療、検査等の役割を分担することです。一つの大きな病院ではなく、地域全体で切れ目のない医療を提供していこうというものです。

そのため地域のクリニックでは、自分たちが「地域完結型」医療の中で、どのようなニーズに応えることができるのか、どのような位置づけであればクリニックとしての特性を活かすことができるのかを正確に把握することが必要です。

そして地域の人々が必要としている医療はなにか、不足している医療資源はなにかを追い求めていくことが、都市部ではなく地域に存在するクリニックの課題なのです。

［第2章］

医療と経営を両立させることが地域医療を担う開業医の使命
香川県の小さなクリニックが巨大医療グループへと拡大できた理由

「未病」にフォーカスしたクリニックを目指して

私が最初のクリニックを開院したのは2007年でした。

私は脳外科専門医として、大学病院に勤務していました。しかし、入院してくる患者は高度先進医療を要する人たちで脳外科病棟も20床程度で多くありません。脳外科の手術日も2日/週しかありませんでした。いわば「選ばれた人たち」です。けれど、そんな人たちでも入院し手術を受けて「助かった」と感じていられるのは瞬間でしかなく、無事退院してからも、果てしなく長い術後の管理、外来診療とリハビリが待っています。そして、圧倒的にその期間のほうが長いわけです。

在宅医療を極力勧めたがる現在は、びっくりするほど早く病院を追い出されてしまいます。「本当にこんな体で生活できるのだろうか」と心細く思いながら、自力で生活の管理をし、病院に通い続けなければなりません。

外来は3時間待って3分診療。マップを渡されてオリエンテーリングのように各フロアの検査室をたらい回しにされた挙げ句、検査をしてもらえるのかと思ったら予約用紙を渡されるといった感じです。そのあと、会計と処方箋を待つ長い時間を過ごすためにまたフロアに戻る……こんな診療では元気な人でもぐったりしてしまいます。病気の心配でいっぱいになった状態で、紹介状を握りしめ大病院に望みを託す患者の場合はなおさらです。診断・治療を受ける前から心身ともに重病患者になってしまっています。

医師の現場に目を転じると、志を高くして入局したところで、年功序列の強い医局内では初心者は相手にしてもらえません。実績を積んで地位を確保しようとしていると嫌味な上司からは、「しこしこ論文ばかり書きやがって！」などと言われる始末です。中堅にしてみても、経験、実績では十分な技能を身につけているはずですが、上がつかえているためお鉢が回ってこず、独り立ちできません。

私はアメリカ留学後、大学病院に勤務して40歳前で講師となりましたが、その時で上級医が3人いました。よほどの政治力を発揮しない限り、定年までいたところで助教授止まりなのは明らかでした。

教授になりたいとは思っていましたし、論文数・科学研究費取得などはかなり多いほうだと自負し、妻も「あんたが教授目指すんなら、私たちは貧乏でもいいんよ」と言ってくれていましたが、それだけでは道は拓けなかったのです。

先端技術が集結する憧れの大学病院は、実際には、その恩恵にあずかれるのは水面に顔を出す氷山の一角よりも難しく、私は水中に沈む見えない氷山のほうになることは目に見えていました。

病院でどれだけ手術に奮闘しても、1人の医師が病から助けられる人の数はせいぜい1日に1、2人で助けられる命に限りがあるのです。病気になってからでは遅すぎます。であれば、病気になる前、あるいは病気をこじらせる前の段階で、兆候を発見し行動するよう促せば、より多くの人がもっと幸せな生活を送ることができるはずだ。私はそう考えました。

実際に、外来で50人前後にCT・MRI検査を施行していると、日に5～6人くらいは対処が必要な病気の兆候が発見されます。このタイミングで見つかるものはごく軽い小さな兆候です。そのため、患者も心穏やかに受け止めて、こちらの提案する対処にも同意してもらいやすくなります。病気になる前の「未病」の段階であれば、毎日数十人の命を病への道から救い出していけるのです。

こうして私は、自分なりの医療を進めるべく、独立開業を目指すこととしました。

私が専門としていた脳外科というジャンルは、大学病院のように高度な先端技術を備えた医療診断や手術を支える機器など、ハード環境がものをいう世界です。しかも手術になると必ず入院しての検査や術後の加療が必要となります。手術ができる有床のクリニックを開業するとなると非常に高額な資金が必要になるため、脳外科を専門に独立開業するのは困難です。

実際のところ、当時は有床でも無床でも脳外科の開業はとても珍しいことだったのです。かといって内科や整形外科で開業するには競合が多く、実際に開業しても集患がうまくいくとは限りません。このため、私も40歳まで自分が開業するなど思ってもいませんでした。

ところが、医局を訪れる製薬会社の営業が医療専門の開業コンサルタントを連れて来ることがあり、世間話に付き合ううちに考えが変わっていきました。脳外科だからこそ、クリニックを開業する意味がある場合もある。そう思えるようになっていったのです。

なぜなら、脳外科の強みは、手術の前の診断にあるからです。

手術ができない診療所ですから、逆手に取って「このクリニックに通えば手術がいらない状態をつくれるよ」「すぐ入院して、手術の同意書にサインしてとは言われない」というイメージをつくればいい。つまり、病気のタネを見つけるまでの健康診断で、手術が不要なうちに手を打てるようにするのです。患者にしてみれば、元気な状態で年に一度程度の検査を受けるだけの小さな負担で大きな病気を回避でき、莫大な費用と時間を無駄にせずに済みます。私たち医療機関側としても、「重大な病気はなかったよ」「これから一緒に頑張っていけば大丈夫」と笑顔で帰っていく患者さんを多く見ることができ、健康維持の支援ができるのです。

病気の予防では、早寝早起き腹八分目と適度な運動といった日常生活が基本となるのはいうまでもありませんが、それと同じくらい重要なのが、病気の兆候をできるだけ早くとらえ、芽のうちに摘み取ることです。

前者は病気になる素地をできるだけ減らす「抑止対策」、後者は万一病気になっても早期の対処で影響を少なくする「軽減対策」といえるでしょう。

抑止対策と軽減対策の観点は、リスク管理では基本中の基本です。これを医療保険の世界に当てはめると、抑止対策は保健が主体となって健康管理・衛生管理を行う領域になり、医療を行う私の役目は軽減対策のほうにあります。いかにして適時的確に病気の兆候を嗅ぎ取り、適切な対処法を伝えるか。最新の画像診断技術と読影・投薬のノウハウをもって、病気にならない／病気になっても影響が少ない生活の実現を目指すのです。

こうして私は、「未病」にフォーカスした画像診断でクリニックを始めることにしたのでした。脳外科出身ですから、画像診断も首から上を専門に診ることになります。精密に診断できるよう、ＭＲＩへの投資は惜しみませんでした。

入院治療の病院ではないため、診断結果は病院の治療方針に忖度しない中立を保ったものにできます。純粋に、診断に集中できるわけです。もちろん、診断の結果何かを発見すれば地域連携しているほかの病院を紹介することになりますが、なんのしがらみもありませんから、学閥にとらわれず、また、県外でも、必要な治療のスペシャリストへ紹介します。もちろん院外処方で薬価差益もありませんので必要な薬しか投薬はしません。

この立場は患者からみて、とてもフェアな態度に映ります。「先生が言うならそうなんだろう」と診断結果を受け入れてくれることが何度もありました。別の病院で診断されたことに納得できず、セカンド・オピニオンでやって来た患者も大勢います。

医師と患者の関係は、まず信頼からスタートするのだと思い知りました。

あえて遠く離れた別拠点にＭＲＩを追加導入

初めに開業する候補地の選定で高松市を選んだのは、古巣である大学病院との連携のしやすさでした。クリニックにいて個人の医師ができることはわずかです。医師免許があるので特別な存在に見えるかもしれませんが、いってみればフリーランス、個人営業なわけです。権威も信頼も、組織で動く病院よりはかなり頼りなく見えるはずです。

ここで考えたのは、脳外科という科目にエッジを効かせることでした。専門に特化し、自分の強みを鮮明にする。専門領域では誰にも負けない技術と知識の高さをもつ。機能を絞り込み、ものすごい技術に昇華させた職人のようなものです。ほかの領域では素人よりはましといった程度の知識と技術になるかもしれませんが、そのときは、ほかの専門家の力を借りて協力し合えばいいわけです。

私は、3歳下の同僚と二人でクリニックを始めました。この同僚は、大学病院での勤務に限界を感じてくすぶっていたところ、私の考えに意気投合し、「未病」のうちに患者を支える「正直で待たせない」クリニックを目指して立ち上がってくれたのでした。

「1人の患者より1000人の未病を診ることを実現する」この姿勢で臨んだ脳外科診療は、ありがたいことに地域の人たちに受け入れてもらえました。順調に診断を受ける患者が増えていったのです。気軽に来てさっと診てもらえ、診断内容も正直で確かだし、分かりやすい資料で丁寧に説明してくれる。こうした話が口コミで広がっていき、数年すると、患者が増えて待ち時間が延びていったのです。

ハード面で解決できるものはすぐに手を打ちたい。私はそう考え、患者から診察の品質を評価してもらえて稼働効率の良いMRIの機械を増設して体制を強化しようと、同僚と検討し始めました。

このとき考えたのが、商圏としての広がりをもたせること。つまり、第二の拠点の開設だったのです。

診療科目が同じクリニックを立ち上げれば、単純に考えると競合することになります。でも、私たちの場合はむしろ強みになると考えました。

地域で認知度が十分にある内科などのレッドオーシャンの科目では、飽和状態になっているところへの参入になり、明らかに競合することになります。開院したとたんに敵となり、患者の奪い合いが起きてしまいます。しかし、私たちの専門は脳外科です。クリニックとしての存在はあまり認知されておらず、地域の中ではブルーオーシャンです。この場合、認知度を高めるにはある程度の規模感があったほうが露出度も上がります。

また、経済でいう「機会の損失」を逃さないためにも、同じ場所で協力し合ってこぼれ球をなくすほうが有利です。

機会の損失は、受注できていれば稼ぎになったのに、リソースが不足するなどの理由から受けることができず、利益を逃してしまうことをいいます。ほかのビジネスでもいえることですが、診療は初診を受けてもらうまでのハードル（新規患者の獲得）が高いものです。せっかく受診しようと考えているのに、医師が一人しかおらず、対応に手間取って待ち時間が長くなってしまったらほかの病院に流れてしまうこともあります。

病院でしか見たことのない珍しい脳外科が地域に複数あって、どちらに行っても大学病院と同じようなクオリティーで診察してくれる。しかも、クリニックはグループになっていて、先生同士が連携している。いってみれば、これは、ちょっと距離のある一診・二診のようなもので、とりあえずどちらかに行ってみようという気にもなりやすいはずです。

自分が患者になったと考えてみると、待たされるのはつらいし不安です。私は、とにかく待たせない診療を実現したかったのです。

ビジネスの場合、個人事業では、競合を避けるため独りで行動するより、専門家同士が集まり連携しあって提供できるサービスの専門性と多様性を確保するほうが有利です。いわゆるギルドのようなものです。開業以来、7拠点以上の開院・運営を行ってきた身としては、クリニック経営も個人事業のビジネスとなんら変わらず、理念の強さと戦略の確かさが必要だと、今なら声を大にしていえます。

しかし、当時の私には、そのような大それた構想はまったくありませんでした。ただ、高度な診断技術をもつＭＲＩ検査の可能性をもっと多くの人に知ってほしいと思っただけでした。であれば、同じ敷地の中に設置するのはもったいない。ちょっと離れたところに別の拠点をつくったほうが患者にとってもアクセスしやすくなって効果的なのではないか。その程度の直感が働いたにすぎませんでした。

この「ちょっと離れた」という距離感が、あとになってかなり重要な要素であることが分かってきました。新しい拠点を見つけるのに役立ったのです。

開業から６年後の２０１３年、最新のＭＲＩを備えた二つ目の拠点が開院しました。場所は、本院から5キロメートルほど離れたところになりました。ざっくりいえば隣町で、車で移動すれば10分かそこら、商圏はかぶらないが連携はできるという距離でした。

この目論見は当たりました。新しい拠点の存在は、元のクリニックで案内することができましたし、逆の流れで、新しい拠点で案内されて元のクリニックの認知も広がりました。二つの拠点が同じクリニックとして認識されているため、どちらかの医師が不在のときでも、もう一方で対応できる安心感があり、相乗効果で認知度が高まっていったのです。

ところで、開院当初は、曜日別にシフトを組んで二人とも両方の拠点を行き来していました。そのうち、同僚が一人で医院を運営していきたいと打診してきたのです。独立したいというわけです。

今でこそグループとして複数の独立した医院を展開するようになっていますが、当時はグループ経営という考えは思い浮かびませんでした。このため、同僚とはそれぞれ別の法人として経営することになりましたが、気持ちのうえではグループのように感じています。彼の妻は私の医院と同じ建物の中で皮膚科の医院を担当してくれるなど、今でも連携・交流は続いています。

同僚が独立してから、患者の住所に合わせてそちらへ誘導したので患者数は一時的に減りました。それでも、偶然ですが優秀な内科医に出会い、クリニックに来てくれるようになったため、穴埋めどころか逆に患者は増えたのでした。仲間として一緒に頑張ってきた優秀な医師を失うのは気持ち的には大きな穴が開きましたが、技術的に同じような人材はほかにも存在するのだということを改めて感じました。辞める医師が出ても採用すればいいのだと、経営者としての当たり前を実感したように思います。

患者が重ならない程度に離れたところに連携できるクリニックの展開は、患者の受診機会の拡大の点からも、医院の規模拡大と安定した運営の点からも有効だと気づかされました。また、同僚の独立分離により医師の採用の基本を実感するとともに、仮に個人が独立しても、それぞれの専門を活かしたクリニックを運営しつつ相互協力で連携しあうというスタイルにも、大いに可能性を覚えることとなったのでした。

ベトナムで開院するも失敗

患者は満足しても不満を感じても、クリニックの噂を流します。私たちのクリニック経営スタイルは、地域の人たちに受け入れてもらえ、規模はますます拡大していきました。

不思議なことに、患者が増えて診療待ちの時間が増えてくると、機を見計らったように新しい拠点を展開する話が舞い込むのでした。

２０１３年の二拠点目開設をきっかけに、毎年、拠点が拡大していきました。

２０１４年　香川大学との連携・協力でベトナムに日本式クリニックを開院
２０１５年　中央通り脳外科内科在宅クリニック開院
２０１６年　高松画像診断クリニック開院
２０１７年　高松内視鏡診断クリニック開院
２０１８年　東高松クリニック開院（内科呼吸器科医院をＭ＆Ａで承継し改名）
２０１９年　西高松キッズクリニック開院

とはいえ、いつも拠点拡大が成功していたわけではありません。特にベトナムに開業したときは、大きな教訓を得ることになりました。

このプロジェクトは、タイのチェンマイ大学と香川大学の連携で、日本の方式のクリニックをつくってほしいと依頼があったことから始まりました。海外の患者も未病のうちに支える。この広がりがなんとも魅力的に感じたのです。とはいえ、海外ですから拠点進出は十分慎重に進める必要があります。自分なりに調査した結果、当初大学から依頼のあったタイのチェンマイより、ベトナムのホーチミンのほうが社会基盤の相性がよいと考え、計画を進めました。

国が異なれば、医療制度も診断・治療に対する価値観も違ってきます。リスクヘッジとして、診断へお金を出して健康を維持することに理解があるはずの富裕層をターゲットに開業することにしました。MRIなど機械と医薬品は日本の確かなものをそろえつつ、クリニックの運営は、医療制度が十分分かり、患者とのコミュニケーションがとれる地元の医師に任せる体制を構築しました。私自身が診察に行くのは2カ月に1度ほどの頻度にして、日本の診療との両立を図ったわけです。

ところが、結果的にこの運営はうまく機能しませんでした。診療そのものは悪くなかったのですが、集患に失敗したのです。私が現地に行くと、受診する患者は多くなりました。昼食を摂るひまもないくらい、次々と来院するのです。このため、現地に行くとなんとなく順調で、うまく回っているような感覚になってしまいます。でもよく観察していると、夕方になって私が姿を見せなくなると、パタっと患者がいなくなります。どうも、患者の動きにムラがある気がすると思い、私が日本に戻っている間の様子を聞くと、ほとんど患者が来ていないということが分かってきました。

現地の医師やスタッフたちにしてみれば、日本から高い診療技術が持ち込まれているからと安心もあったのかもしれません。おそらく患者というものは、呼び込みや応対の工夫で支持を集め続けなければならないことを分かっていなかったのです。私がずっと現地にいて、患者とのやりとりを現地のスタッフに見せながら覚えてもらう指導をすれば、状況は多少なりとも変わったのかもしれませんが、それはできない相談でした。

さらにいうならば、富裕層を相手にしたため、対象エリアが大きくなりすぎ、地域に根付いた「歩いていける距離に高度な診断技術がある」という強みが発揮できなかったことも敗因だったのだと思います。そもそも、ベトナムの医療状況に、「高度な診断技術をもつ病院は医師不足で検査するのに膨大な待ち時間がかかるが、クリニックなら待たなくてよく、気軽に検査を受けることができる」という課題解決の必要があったのかも疑問です。待つことが嫌で高度な診断技術を求めている日本ならではの医療事情が、たまたま私のクリニック経営とマッチしていただけとも考えられます。今から考えると、ターゲットの設定ミス、進出エリアにおけるニーズの把握ミスなど、戦略上の問題も大いにあったといえます。

ベトナムでの失敗から、高機能の機械や中立的な診察の技術をただ持ち込むだけでは、患者に受け入れてもらえるわけではないことを思い知りました。良いものは良いと認知されることはあっても、それを地域の人たちが自分の問題だと感じてサービスを受けようとするには、納得できるほかの要素が必要となるのです。

スペックをみれば単純に機能が優れているかどうかの判断はできますし、実績などをみれば信用してよいかどうかの判断ができます。おそらくベトナムの人たちも、それは十分に感じていたからこそ、私が現地で診察していたときは受診してくれたのだと思います。しかし、心から信頼して通い続けたくなるか、ほかの人に医院を勧めるアクションを起こしてもらえるかは別問題です。身を委ね長く付き合いたいと思えるかどうかは、自分のことを本当に理解し、親身になってくれていると感じる共感が不可欠なのです。

私が日本で行っていたのは、高度な画像診断の専門スキルで「体を診る力」を提供するのと同時に、問診時の患者の言動やカルテの記録などから「人を観る力」を駆使し、共感を呼ぶ診断を提供するサービスでした。ベトナムの医師たちとはこの重要性を共有できなかったために、患者の共感を呼ぶ診察が実現せず、信頼が広がる集患に結びつかなかったのです。彼らにしてみれば、割の良い給料で高度な技術を「もらえて」ラッキーといった程度の認識だったとも考えられます。残念ですが、経験不足もあり、この重要性に気づいたのはずいぶん経ってからのことでした。

患者から認められる医師になるには、専門技術と共感力が必要であること、そして、その自覚がない医師はどんなに優秀にみえても雇ってはいけないのだと痛感します。

在宅医療中心の医院を開く

2015年、在宅診療を行うクリニックを開院しました。診療所の上に80床の老人ホームがある建物で、需要の確度が高いと感じ、進出を決めました。

当時は、まだ在宅診療が一般的ではありませんでした。介護老人保健施設がいくつか建設されてきたかなという程度で、在宅での介護や看護はそれなりにありましたが、医師が行う在宅診療に対しては「病気になったら病院に行くものだ」という意識が強く、「家に医者を呼ぶなんて」という雰囲気もありました。医師の側でも、往診を嫌がることが多かったのです。それを嫌がらずに引き受けました。これが当たったのです。在宅は、診療スタイルでいうブルーオーシャンだったといえるかもしれません。仕事は安定しました。

在宅の患者は逃げません。こちらから自宅までわざわざ出向くわけですから、あらかじめ訪問する日時を合わせますし、段取りもつきやすくなります。予約を入れても来るかどうか分からず待つしかない外来診療より、確実に診療を見込むことができます。それに当時は、在宅医療の導入を促進させようとして、診療報酬も高かったのです。

割高の診療報酬は、ビジネスでいう補助事業のようなものです。普及するまでの、いわゆる「呼び水」なのです。したがって、浸透させるまでの役目が残っているうちは高い報酬が続きますが、ある程度浸透したことが認知されると、容赦なくはしごを外すように下げられます。実際のところ、在宅診療に関する点数は、当初に比べて4分の1まで下がりました。

点数が4分の1に下がるなら、診療の規模を4倍以上にすればいい。撤退していく医院の往診先の吸収や新規の往診先の開拓など、方法はいくらでもあります。私はそう考えて、順調に在宅診療ができている間に体制を整え、診療規模を4倍にして診療報酬の低下からくる収入減に対応しました。実際に診療報酬は下がりましたが、その頃にはびくともしない経営になっていて、影響は少なく済んだのでした。


経営に問題はなかったのですが、この施設については、私のスタッフと老人施設のスタッフ・オーナーとが喧嘩をしてしまい、運営を続けることが困難になり、閉院に至りました。こういう場合、いつまでも医療の継続に執着していては大きな痛手になってしまいます。進出も撤退もタイミングが最も重要といえます。すべての開院が順調に利益を伸ばし成功するとは限らないのです。ちなみに私とそのオーナーとは現在よい関係を再構築しています。

コンビニなどの出店では、5カ所出したら3カ所は撤退を覚悟するというほど、撤退も想定した出店時のシミュレーションを行い、対策を考えておくといいます。誰でも事業を始めるときはいろいろとイメージして臨むものですが、終わらせ方を始める前から考えることはないかもしれません。しかし、ものごとは始めたら必ず終わりを迎えます。これは、人間の死亡率が100%、どんな人でも必ず死ぬのと同じです。終末医療も医師の仕事の一つですし、ビジネスでも終わらせ方を意識していくと、医師ならではの診立てを行う経営も見えてくるはずです。

撤退も視野に入れた経営判断は、心理的にも安定し、トラブルが起きたときも冷静に対処できるようになります。失敗するとそのときはずいぶん落ち込んでしまいますが、私は一晩経ったら気持ちを切り替えて、この状況をどう解釈し、どの要素を何に活かせば次につながる教訓にできるかを考えていくようにしています。

この受け止め方でトライ・アンド・エラーを繰り返すと、一見すると行き当たりばったりで行動しているように見えて、実は地に足の着いた成長を促す臨機応変な対応だったといえる結果が近づいてくるのです。

ネーミングはニッチに

２０１６年、大手調剤薬局が旧ＪＴの工場跡にクリニックモールを建設したのを機に、画像診断の医院を進出させました。２０１７年には、知り合いの建設会社の社長から、自社ビル内にクリニックをつくってほしいという話があり、高松へ帰ってきたいという消化器内科医を紹介されたので、内視鏡診断の医院を開院しました。

患者が増えるにつれ、地域の人たちがなぜ検査を受けたくなるのか、ニーズの多様性についての理解も深まっていきました。

私たち医師からすると、診断という行為は、医療という問題解決の行動を適切なものにすることを目的に、問題の特定と正確な現状把握のために行うものです。ところが、患者の受診する様子や診断結果を受け止めるときのリアクションを見ていると、問題解決に至る手前の段階で、問題があるような気がするといった漠然とした不安をなんとかしたいと、道しるべを欲しがっているように感じました。相手がよく分からないから不安になるので、相手のことを理解するために医師の診立てを使っていこうとしているわけです。１回の説明で納得できれば不安は解決しますが、腑に落ちる回答を得られなかった場合、どんなに理路整然と現状を説明しても「頭では理解しても心がついてこない」状態になります。これを患者は「あの先生は私のことをちっとも分かってくれない」と評価しているのだと気づきました。

自分のことなのに将来の予測ができずコントロールが利かないのが病気です。特に、日本の成人にとっては、死因の上位を占める「がん」「脳血管疾患」「心疾患」は、三大疾病として備えるよう保険で特別扱いされていることもあり、「もしかしたら……」と不安を感じ始めると、ずっと罹患を気にしてしまうようになります。

この心理は、たとえは悪いのですがゴキブリやウイルス、幽霊などと同じで、見えないのに存在すると考えたときの恐怖と似ているかもしれません。

顕在化する前の状態で「あるのかないのか」がはっきりしないから不安になるのだとすれば、現状で信用できる最新の技術を使って科学的に可視化すれば、不安に感じていたものの正体をはっきりさせることもできます。

医療のプロでない一般の人にとっては、高度な技術は心理的に落ち着くために必要な要素でもあるのだと確信するようになりました。どんな技術を使ったのか、どのような診立てを行っているのかを詳《つまび》らかにしていくプロセスのオープンさも、今の状態を切り取って、リアルタイムで解説を受けられる素早さも必要になるわけです。

2016年の画像診断クリニック、2017年の内視鏡診断クリニックの開院は、まさにこの不安を感じやすい三大疾病に対して、高度な最新鋭の検査機器を用いた診断を、体調ではなく心が不安に思ったタイミングで気軽に受けることができ、なおかつ当日の検査そのものも待たされることがないという、患者のニーズを正面から受け止めたものとなりました。

両院とも高機能のMRI・CT、高精細内視鏡を導入し、グループの既存のクリニックで実施しているMRIと併せ、画像診断のプロフェッショナルグループとなっていきました。開院当初は検査のみで診断は専門機関にアウトソーシングしていたのですが、最終的には専門医を招聘《しょうへい》し、クリニックの中で診断もできるようにしました。患者が気になったときに自由なタイミングで、検査から診断まで待たされることなく可視化できる体制を整えたのです。ニーズとマッチした技術の提供により、患者はさらに増えていきました。

ところで、クリニックのネーミングですが、これも戦略の一つです。患者のニーズに応えるため、あえてニッチな診療科目名は残すようにしています。今回の画像診断も内視鏡診断も、見てそのままの名前にしました。誰から見てもイメージは狂いません。具体的で、何をしている診療所かがひと目で分かります。

これは私の哲学でもあります。ニッチな言葉をつけると需要が少ないから、一般の患者が来院しづらくなるとか、ネーミングは一般受けする幅広いものがいいなどと思われがちですが、マーケティング的には逆です。具体的でニッチであるほど、本当に必要としている人に届くため、確度の高いユーザーからのリアクションがくるのです。

ニッチな名前が有利なのは患者に対してだけではありません。周囲のほかの医療機関との共存もしやすくなります。専門特化した診療所で競合相手でないことが分かると、患者を取られる心配がないため安心して放っておいてくれます。むしろ、画像診断なら近くにこのクリニックがあると患者を紹介してくれたり、診療の際のアウトソーシング先として活用してくれたりもします。実際、私のクリニックグループでは、ＭＲＩの稼働は半数が他院からの紹介で回っているのです。

もちろん、毎年健診に来る高血圧・糖尿病などの生活習慣病患者の中には、医師やスタッフの対応が心地よいからと、かかりつけ医のように考えて定期受診してくれる人や、風邪などの体調不良でも受診してくれる患者も多いです。

プライマリ・ケアの場合でも、風邪クラスより複雑な症状であれば、私の医院の検査結果をもって他院で治療をしてもらうよう、紹介状を出すことになります。ほかの診療科の医療機関は、もちつもたれつの関係で仲良くなっていけるステークホルダーといえるのです。そのため、クリニック名を聞くだけで科が分かり、協力関係になれると知ってもらって、地域での「住み分け」ができる名前が重要になります。２０２４年に開院したクリニックもブレイン脳外科・内科クリニックといいます。医療関係に携わっている人には、「頭痛が痛いと言っているみたいでおかしい」と言われますが、ブレインは「知力」「知的指導者」

という意味があり、単語の重複ではないと考えています。

病気になったあとばかり気にする患者たち

では、実際に画像診断で病気の有無が判明したとして、現実の診断では、患者が願うほどには白黒をはっきりさせることができません。医療の世界は基本的に可能性を語るため、病気だと断定するのも、病気でないと断定するのも困難といえます。それでも私たち医師は、患者の期待に応えるため、道を示さねばならないわけです。

医師が患者に示す道は、患者自身が納得して選びとるための可能性を明らかにしたルートであるべきです。病気の兆候があってもなくても、このままの生活を送るのと、生活習慣を変えるのとでは、行き着く先が大きく違ってきます。患者がもつ不安を解消するためにも、現状を「見える化」してみせると同時に、これから自分たちがどうなるのか、未来のシミュレーションもしてみせることが重要になるのです。

病気は怖いものです。病気にかかってしまったら、痛いし、怖いし、つらいです。私も加齢とともに、体のそこかしこが不具合を起こしていますし、若い頃ほど無理が利かなくなり、体調を崩すことも増えました。分かっていても痛いものは痛いし、苦しいものです。これから起きるかもしれない最悪の状態を考えると不安もよぎります。医師の私でもそうなのですから、一般の人たちの不安はどれほど大きいものかと思います。死ぬかもしれない恐怖と戦うことになり、服薬や手術、リハビリなど、気力も体力もお金も時間も奪われていきます。

そのため誰しも「病気になったらどうしよう」「残された家族は大丈夫か」などと、保険、貯金残高など病気になったあとの対応ばかり考えてしまいがちです。

だからこそ、「未病」へのパラダイムシフトが必要なのだともいえるのです。つまり、「病気になったら」ではなく「病気になる前に」という発想の転換です。病気になったあとのことが漠然と不安な患者こそ、自覚症状がない間に全身の検査を受けて、小さな不具合のうちに、自分が陥りやすい病気への道のシミュレーションをするのです。このように精密検査を躊躇《ちゅうちょ》されている方への決まり文句は、「今、元気なんだから何があっても大したことない」「がんは早期発見、脳卒中は予防できる」です。

現在は、MRIをはじめ、画像解析の機器の精度も診断技術も、以前と比べて格段に上がっています。画像と聞いて、ぼんやりと映るレントゲン写真しか想像していない人は、その精密さはSF映画をみているように感じるかもしれないほどの差があります。

薬の技術も進んでいます。飲み薬に注射、照射、沐浴に貼り薬など、効き目も効かせ方も多様になりました。標的も細胞だけではなく、免疫系、遺伝子を狙うものも一般的になってきています。脳卒中、虚血性心疾患などは、定期的に検査を受け、適切な投薬をしていれば予防できる病気になってきています。

がんも高解像度の画像解析でごく小さなうちの早期発見が可能になり、悪性の腫瘍であったとしても初期に見つかれば取り除く手術も負担を減らせます。がんは転移に癖があって、例えば大腸がんから始まった場合、肺や肝臓、脳へと移っていく可能性が高かったりします。一人ひとり、自分の体にどのような病気の癖があるかを自分で知っておき、毎年、体のどこの検査を集中的に行うかを決めておくことが大切です。年齢的に細胞が変異しやすくなる50歳代以降は、がんの発見も自分でコントロールできる時代になっているのです。

必要なのは、脳卒中やがんで倒れてからの心配ではありません。転ばぬ先の杖として画像診断を味方につけるのです。何も見つからなかったら安心して今の生活を続けつつ、定期的な検査を受けることで安心を引き伸ばしていきます。小さな兆候が見つかったら、それが病への道にどうつながるのかをシミュレーションしつつ、自分の生活に合った対処法を選択するのです。この患者の行動を全面的に支援するナビゲーターとなるのが、私たち医師の役目といえます。そして、画像診断にはそれだけの力があるのです。

地域で気軽に通えるクリニックは、患者にとって安心を確認する場として最適といえます。なおかつ、信頼できる最新の技術と診立ての知識で、患者の事情にも共感しつつ分かりやすく伝えてくれるクリニックとなれば、自分で自分の体を管理するために賢く活用していこうと、定期的に通うようになるのも必然といえます。

患者が自力で、健康なうちから自分の管理をするために、画像診断をメインとした私たちのグループの存在意義があるのです。

M&Aによるクリニック経営の難しさ

２０１８年には、初めてM&Aを行いました。２つの医院を１つにする買収を行ったのです。私のクリニックのある高松市は香川県の県庁所在地です。比較的手薄だった東側のエリア拡大のために、偶然もちかけられた話に乗った形でした。それまでは、市内の診療所でトップ３のうちの２つの合併でしたので、M&Aにより実質トップとなりました。つまり、県内でもトップの診療所になったわけです。

ところが、このM&Aでは、グループ内に医院を立ち上げるのとはまったく異なる運営の難しさを味わうことになりました。統合に合意しているからといって、完全に同じ方向を見ているわけではないと、思い知らされたのです。

M&Aでは、特に同床異夢が起きがちです。それぞれに理想をもって、自分たちなりに最適化した運営を長年行ってきている団体同士が一緒になるのですから、文化の異なる人同士の結婚のようなものかもしれません。どちらか一方に方針や体制を寄せようとすると、必ずといっていいほど変えることになった立場のほうで反発が起きます。かといって、両者が中立になるようまったく新しい方針を打ち出して体制をつくるのは至難の業です。業務を止めないで進めるのは長期にわたる戦略を立てなければなりません。

このM&Aでは、買収先の医院の名称も変えず、基本的には運営に口を出さず、今までどおりの医療を継続させてもらう予定でした。ところが、実際にM&Aが始まると、「本当は売るつもりがなかった」「買い戻せないだろうか」と、意図と異なる話で恨まれるようになってしまいました。どうも、仲介者が細かいことまで突き詰めると話がまとまらないと考えてうやむやにしていたようです。

あれこれ腐心したのですが、お互いの誤解を解くことは難しく、話がもつれて、患者を奪うだの当事者の院長を含めたスタッフの引き抜きまで起こりました。しまいにはクリニックのすぐ近くに競合する医院が建設されるなど、医療と関係のないところで問題がこじれてしまいました。

なんとか冷静に対処したいと、当時の顧問弁護士の勧めで裁判の形で第三者も交えてみましたが、根本的な解決にはなりませんでした。

採算を度外視しても集患に向けた工夫は怠らない

慣れないM&Aで大きな痛手を負いましたが、それでも、私のとった行動そのものにはやましいところはありませんでしたから、気持ちとしては堂々と構えていこうと決めていました。行き詰まったときは、教訓として視点を切り替え、バネにするに限ります。

競争相手ができて環境が厳しくなったのであれば、正々堂々と中身で勝負するだけです。本来の診療の業務を高いクオリティーとし、患者の満足度を上げて、クリニックの良さに気づいてもらい、患者自身に選んでもらえばいいわけです。M&Aに携わってもらった当時の税理士も人ごとのように「先生、今回のことは水に流し、もっといいクリニックをつくっていきましょう」と言っていたのを複雑な気持ちで聞き流しました。

このクリニック運営では、競合ができたときのレッドオーシャンでの戦い方を学びました。具体的にいうと、周囲の競争相手から頭一つ抜け出すための集患方法です。

私は、画像診断のクオリティーを最大にするため最新のMRIを導入し、大学病院から優秀な呼吸器専門医、消化器専門医を多数招聘しました。この際、採算は度外視です。画像診断の肝は機械の精度と、診断する人の技術ですから、この点に関しては妥協しませんでした。そして、建物を改修してリハビリ室を刷新し、デイケアを併設し、デイサービスを誘致するなど、患者のホスピタリティを向上させる機能充実を図ったのです。その結果、診療の満足度で患者は再び上向きとなり、さらには長く通ってもらえるよう囲い込むことに成功しました。

ネガティブな状況に陥ると、心理的に引きずってしまい、イメージが固定化されがちです。東高松でのレッドオーシャン戦略は、専門特化したクリニックの強みと、市場に応じた経営の大切さを実証するものとなりました。

患者が自分の意思で通いたくなる検査や診断をする

2018年から2019年にかけての冬、小児科クリニックを開院しました。これは、医院としての法人は別ですが100%株を保有するという、グループ医院です。偶然、高松へ帰郷したがっている小児科医がいるという情報を得、勧誘に乗り出しました。

これで、多様なニーズに応えることのできる医療グループの形ができてきました。

私たちはこれまで、脳外科、内科、併設する形で皮膚科、在宅診療、画像診断、内視鏡診断と、いろいろな科を展開してきましたが、小児科はまた違った意味で、患者の層が異なるのを感じました。それは患者の世代です。

小児科は、原則として新生児から思春期の子どもまで、病気の範囲を特定することなく診る、とても間口の広い科です。すべての病気を専門的に治療するわけではなく、専門医に引き渡すための判断や特定を行うのが仕事です。この点では、画像診断のもつ窓口的な役目と同じ観点をもっている、親和性の高い科といえます。

ただし、年齢が絞られている点が大きく異なります。慢性疾患の場合は成人してからも通うことがあるとはいえ、基本的には小さな子どもが病気になったときに、保護者が連れてくる形で受診となります。このため、小児科では画像診断の技術とは別に、ほかの科とは二つの点で大きく患者への対応が変わるのです。

一つは、診療時の問診や説明を行う相手が、患者である子ども本人ではなく保護者になる場合が多いところです。もちろん子ども自身からも思いを聴き出し、子どもとの信頼関係を築いてこその治療となりますが、共感とは別の問題として、幼い子どもは特に状況を客観的に把握するために必要な言語化の能力をもたないことが多いため、保護者が診療のための主な情報源となってきます。このため、保護者が観察した症状や日常生活での変化を詳しく尋ねることになります。

ところが保護者は、我が子が苦しんでいる様子を目の前にして心を乱されていることが多く、普段のように冷静にコミュニケーションをとることができない状態となっていることも少なくありません。また、たいていの保護者は医師ほどには医学的知識を持ち合わせていませんが、一方で子どものためを思って事前にいろいろな情報をかき集めており、自分なりの解釈で思い込みをもっている可能性もあります。

このような保護者に対する問診と診断の説明は、かなり高度な共感力と言語化力などを必要とするコミュニケーションとなるのです。

例えば、専門用語を避け誤解を生まない平易な言葉で説明し、要所要所で理解の度合いを確認する（分からない言葉が連発したまま一気に説明が流れていくと、理解できないだけでなく拒絶されたと感じてしまう）、子どもの日常生活や症状について、事実関係だけを淡々と引き出す（なぜそのようなことをしたのかという問いは、保護者が原因をつくったと責めたてられていると感じてしまう）、などのフォローが必要になります。

子どもの病状は何が原因か分からない総合診療です。このため、日常生活や症状の観察について、食事や睡眠、運動、気分の変動、学校や保育園などでの過ごし方、周囲の反応など、あらゆる状態を聴いていくことになります。

医師としては必要だから質問しているだけだとしても、保護者にとっては詰問にも聞こえます。大量の尋問を受けているうちに、犯人を追い込む事情聴取のように感じてしまう場合もあるわけです。保護者がこのような不安と罪悪感のようなものを抱えながら対面していることを忘れず、まずは「それは大変でしたね」「心配だったでしょう」など、保護者をねぎらう表現で共感を示すなどの態度が重要になります。

また、保護者が誤った行動をしたために病状を生み出している場合でも、いきなり指摘するのではなく、「お子さんのことを一番に考えているのがよく分かります」と、まずはその気持ちに理解を示してから、「このような場合は、次回まで、こんなことを試してみてはどうでしょう」「気になるときは相談に来てください」など、保護者ができる具体的な方法を少しずつ提案しつつ、医師が伴走していると明確に伝えることで、保護者の心細さを解消し、保護者が子どものケアを自発的に行えるよう整えていく必要があるのです。

もう一つの異なる点は、保護者の世代がほかの科よりかなり若くなるところです。小さな子どもを育てている保護者は、年齢層が20～40代と、比較的若い世代が多くなります。このため、世代が異なる医師の場合、保護者の世代特有の情報収集方法やコミュニケーションスタイルを理解し、合わせていかなければ共感を得られないことに注意が必要です。

主な特徴として、現在の子育て世代は、インターネットは生まれたときから存在したインフラで、スマートフォンをはじめとするデバイスがあって当たり前、ない状態のほうが想像できない世代になっています。当然ながら、インターネットやSNSを通じた情報処理技術に精通しています。

一方で、ネットに漂う情報に対する考察の技術は持ち合わせていないことが多いのです。かつてのように書籍や実際の体験で確かめるということはなく、大量に流れてくる情報を斜め読みし、情緒的にフィットするものにマークをつけて収集しているという現状があります。このため、ネット上の情報に踊らされているのではないかと思われる質問や懸念など、世代ごとにありがちなものを想定しながら対処する準備が必要です。

また、子育て世代はデジタルツールの操作に長じている保護者が多いため、診察の予約や問診、会計などの事務処理、受診後の情報提供などについてはWEBサイトやアプリを活用するなど、積極的にオンラインツールでのコミュニケーションをとると効果的です。

小児科クリニックを引き入れたことにより、グループ全体としても、患者の家族に共感する診療のあり方を学ぶ機会になりました。また、オンラインでの診療の仕組みも充実するようになりました。これが、翌年から猛威を振るった新型コロナウイルス感染症による受診難の中、大きな戦力となっていったのです。

患者ニーズの感度を上げた医療経営で生き残る

2020年はコロナ禍で患者がまったく来なくなりました。国からの自粛要請で在宅が徹底されていた4月と5月は前年比40%くらいにまで減りました。このままだと潰れてしまうため、なんとか手を打たねばと思いつつ、医療や防疫とは異なる政策の力で押さえ込まれた状況に対し、地方の診療所にできることはありません。想定しなかった事態に、このあとどこまでこの状態が続いて持ちこたえられるだろうと、頭を悩ませていました。

そのとき、たまたま移動中の車の中で観たTV番組で、千葉県のベンチャー会社がPCR検査を大量に素早く行える機械を開発し、2000万円で売り出すという情報をキャッチしました。「これだ！」と、業者をつかまえて話を聞くと、その機械はまだ開発中だし売り出すのは2年後だというのです。それだと間に合わないと思いつつ、諦めきれずに医療機器卸業者に問い合わせてみたところ、もっとコンパクトな廉価版が出ているといいます。1台100万円くらいのもので、安いだけに1時間に1人分しか検査できないらしいのですが、だったら台数を増やして対応すればいいと、ひとまず3台導入しPCR検査に乗り出しました。

他院であればPCR検査センターに検体を1日1回送付しての検査で結果判明に3日はかかるところを、私の医院で検査結果が出ます。これが当たりました。我も我もと検査を受けに患者が来院し、多くの企業からも問い合わせがありました。導入直後の6月で患者数が戻りました。すぐに機械を買い増し、結局12台がフル稼働したのでした。

患者がクリニックに足を運ぶのを止めないということは、コロナ関連だけでなく、通常の検査も復活しやすくなります。脳の検査などは、患者自身も重要と感じるのでしょう、地道に促しているうちに、徐々に戻り始めました。

社会がどんな状況になるかは誰にも分かりません。病気に急性期や慢性期があるように、突然の大転換を迎える急激な変化もあるのだと痛感しました。そして、生き残るための情報がどこに転がっているかは誰にも分からないし、可能性があれば即断即決で、迷うことなく実行することが重要だと学びました。

ＰＣＲ検査も、三大疾病の幽霊に怯える不安を鎮めるための画像診断と、本質的には同じものがあると感じます。未病にフォーカスした検査中心のクリニックとして、日常生活を送る患者がどんなことに不安を感じ、何を調べて安心したいのかを常に考えてきたことが、ほかのクリニックに先駆けて自前のＰＣＲ検査導入に踏み切った判断につながったのだと思います。

［第3章］

クリニック経営に必要なのはマーケティングの視点

選ばれるクリニックをつくるための経営戦略

クリニック経営におけるマーケティングとは

今でこそ高松市内に7拠点以上のクリニックを展開するグループ経営を行うまでになりましたが、初めからこのような経営を狙って拡大させたわけではありません。

むしろその逆です。いつも、自分の意図とは関係ないところで事態が動いていきました。何かしらのトラブルが発生してクリニック運営の課題が見えてきたり、なにげない雑談の中からこれはチャンスだと直感したりと、私のアンテナにかかるものがあり、それらを一つひとつタイミングよく拾っているうちに、現在の姿になったのです。

都合よく聞こえるかもしれませんが、この、アンテナを張ることと、進出にせよ撤退にせよ、機会を逃さず行動することは、クリニック経営で最も重要なポイントと考えます。医療サービスの提供も社会の中で対価を払って行われる経済活動、ビジネスの一つです。経営戦略としてマーケティングが重要になるのはほかの事業と変わりはありません。

マーケティングという言葉には、利益追求を狙う商品・サービスの販促活動といったイメージが先行するため、医療のように「お金に代えられない命を扱う」エッセンシャル領域ではタブー視される傾向にあります。

しかし、地域の中で通いたくなるクリニックとして認めてもらうには、医療の施術の前段階として地域の人たちが何を求めて生活しているのかといったニーズを深く理解し、それに正面から応えた価値の提供につながる技術を備えておく必要があります。このとき最も重要となるのは、価値提供の奥にある、医術の提供者として何を大切にしているかの理念です。

私の場合、開業時からの思いである「1人の入院患者を手術で救うより、1000人の未病の患者を救いたい」という強い信念がありました。その信念に基づいて、いつも現場の状況を眺めていたのが、クリニック拡大の大きな要素となったと感じています。

マーケティングの概念として、よくいわれる基本的な要素があります。地方都市のクリニック経営に当てはめていくつか整理してみました。

ニーズとウォンツ（Needs and Wants）

経営戦略として最も基本となるのは、「地域の人たちが欲しいと思っているものを提供する」ことです。この目標がずれていると相手にしてもらえません。ニーズもウォンツも欲求と言い換えることができますが、ニーズは人々がすでに「あるといいな」と顕在的に感じているもので、ウォンツはまだ気づいていないけれども潜在的に感じ、具体的な解決策の提示を受けて「それは欲しい」と思うようになるものという違いがあります。

クリニック運営でいうと、ニーズは基本的な医療サービスや健康維持にかかるもので、具合が悪くて診察を受けに行ったときや健康診断・予防接種などで来院したときに、医師がきちんと診断し処方してくれること、それを支える設備やスタッフが充実していること、知りたいことに対する的確な情報が提供されることなどが挙げられます。

一方ウォンツでは、より専門的な医療技術や病気になる前に知らせてくれる診断、待ち時間が不要のオンライン問診、歩いて行ける距離の拠点、送迎や訪問など、より踏み込んだオプションを提示して患者の満足度を高め、クリニックへ続けて通いたくなるようにするものが考えられます。

私のクリニック展開も、患者やスタッフの声を聞きながらニーズはマスト事案として実行し、ウォンツを掘り起こして具体的なサービスにしていくことを積み上げた結果だと感じています。

ターゲット市場（Target Market）

地域の人々からどのくらいの規模で受け入れてもらえる医療サービスかを特定することも重要です。ニーズやウォンツだけを見て展開すると、「確かにありがたがってくれる患者はいるけれど、来院するのはわずかしかいない」状態となり、クリニックを維持することができません。ニーズやウォンツを拾い上げたら、それらが地域の患者となるはずの層に対し、どの程度サービスを受けたいと感じるかをシビアに検討する必要があります。

例えば、内科や整形外科などは、高齢化が進む地域社会ではニーズが大きい科ですが、すでに多くのクリニックが開院しているため、新たに進出するにはハードルの高い「レッドオーシャン」になっている可能性があります。しかし、ここでサービスを絞り込み、現状の医療機関と市場が重複しないところをターゲットにすると、十分受け入れてもらえる可能性が高まるわけです。

私のクリニック展開でいうと、画像診断に特化したことにより、必要に応じて関連する診療所（ＭＲＩ検査で偶発的に放射線科医が疾患を指摘してくることが多い耳鼻科、整形外科、産婦人科、泌尿器科）や接骨院・鍼灸院・整骨院を紹介するという連携をとることで、他院の患者を奪うことなく、診断だけ受けに来る患者の取り込みに成功しました。また、往診や送迎つきの診断サービスを取り入れたことにより、介護などの福祉機関との連携もでき、より患者を広げることができました。

このように、地域の人々のニーズ・ウォンツや、年齢、性別、医療状態、所得レベルといった特性、行動の傾向などに基づいて、ターゲットをより小さな要素に分解し、個別化した医療サービスやコミュニケーションを図るセグメンテーション（Segmentation）も、ターゲット戦略には重要といえます。

ポジショニング／ブランディング（Positioning / Branding）

いわゆる「患者の心をつかんで離さない」イメージ戦略で、独自性・差別化を打ち出し、数あるクリニックの中から選んでもらう理由をつけるものです。

ほかの競合との比較で選んでもらうための決め手となる、自分のクリニックならではの高度な技術や専門的な治療方針、問診時の良好なコミュニケーションなど、患者の満足度を高める利点や利益で強い印象づけを行い、「記憶に残る」クリニックになる必要があります。

私のクリニック展開でいうと、徹底して患者と良好なコミュニケーションを図り「無駄な医療の押し付けをしない診断ができるクリニック」として信頼を獲得しつつ、最先端のＩＣＴを活用した医療情報の個人提供、待たせない診察といった独自環境の提供を行ってほかとの差別化を図り、ＳＮＳなどの口コミ対応にもきめ細かく対応することで、ブランディングの向上を目指してきました。

このように、患者と長期にわたる良好な関係性をつくる戦略をカスタマーリレーションシップマネジメント（ＣＲＭ）といい、患者の満足度を引き上げることにより、その患者が将来にわたって定期的にクリニックを利用し、受診の頻度や診療サービスの価値が高まることや、満足した患者が知人を紹介してくれたり、ＳＮＳなどへの投稿を見て新規患者が増えたりすることによる価値の最大化を目指すことができます。

マーケティングの詳細については他書に譲りますが、ここで紹介したような基本事項は、専門外の医師であっても把握しておくことが肝要です。

診療科は地域のニーズと医師の確保で決まる

ターゲット戦略では、患者のニーズや特性に合わせた診療科の展開が基本ですが、もう一つ重要なのが医療サービスの提供体制が整うかどうか、つまり、医師の確保です。クリニックにおける医療サービスの場合、提供できる地域人口に上限があり、ニーズだけを見ていると差別化しづらくなります。このため、優秀な医師の確保が大きなウエイトを占めてくるのです。医療は、人がいて成り立つ職業です。技術としては職人の要素が強いですが、問診は対人関係が重要となるため、コミュニケーション力も必要です。医師は思っている以上に人間力が問われる職業です。

このため、医師の獲得は人となりを重視して行っています。科を増やそうとして医師を増やしたというより、私の地域医療に対する理念に共鳴し、サービスを体現してくれる人を確保したら結果的にその医師の専門科が増えた、というほうがぴったりしているかもしれません。これはという医師が見つかったら、それに合わせて診療科を決め、ふさわしいエリアを探しているうちに、脳外科・内科から、放射線科、循環器外科、呼吸器外科、消化器内科、小児科ときて、美容クリニックまでの展開に至りました。

科が充実してくると、相互補完するように既存の診療科の技術も充実していきます。放射線科の医師が来てくれたことにより頭部以外のＣＴ診断が充実し、消化器内科の医師が来てくれて内視鏡の診断・治療の技術が飛躍的に伸びました。このように、専門医が単独で運営するクリニックがグループになることで、地域内での総合クリニックとして認知されるようになっていったのです。

「こんな医師が欲しい」と思っていると、最適な人が寄ってきます。こう言うと胡散《うさん》臭く思われるかもしれませんが、実際に体験し、救われたことは一度や二度ではありません。例えば「おたくのクリニック、胃カメラできないの？」と患者から問われ、できるようになりたいと周囲に触れ回っていたら、「こんな先生が大学にいて……」と、どこからともなく声がかかります。他業種のオーナーとの懇親会などの席で「大変そうやな」と世間話をしているうちに、「そういえば……」と、普段付き合いのない新しい領域の医師の事情をゲットできることもあります。

人材確保は「なりふり構わず」のスタイルを周囲に見せて、本気であることを示すのが重要です。知人に声をかけるのはもちろん、医師・看護師などの専門職を紹介する人材サイトにも登録していますし、調剤薬局や医療機器メーカーの営業担当者の話も積極的に聞いています。医療業界とまったく異なる領域でも、経営者やオーナーと呼ばれる立場の人は、人を見る目を普段から養っておられ、貴重な情報をいただけることもしばしばあります。

キリスト教の聖書の有名な言葉で「求めよ、さらば与えられん」という箇所があります。心から祈り求めれば、願っていることは成就するというもので、これは、「何かを得るためには自ら求め探すのだ」と、積極的に行動する姿勢の重要性を説いており、賽銭を入れて神頼みするように願うだけで望みがかなうという意味ではありません。自分からかなえたい望みを口にし、本気で願うから、周囲にその気配が伝わって気にかけてくれる人が増え、人づてに情報が回るのです。「なりふり構わず探す」ことの大切さはここにあります。

とはいえ、「なりふり構わず」の姿勢は、どんな医師でもいいから来てほしいという話ではありませんから、これはと思う人が見つかったときは、その人に関する情報をもっていそうなつてをたどり、前職の様子を問い合わせてみて、私の地域医療に対する思いと方向性が同じか、期待するパフォーマンスを生み出せるポテンシャルがあるかなど、よく見極めてから声をかけています。人はどこでつながっているか分かりませんから、人のつながりの多さはアンテナの届く範囲を広げ、情報の精度を上げてくれる重要な要素となります。良い人材と出会いたければ、普段からジャンルを問わず付き合い、リスペクトし合って、顔の広い存在として周囲に認知されておきたいところです。

拠点間ネットワークによる勤務体系の整備

拠点内の人数規模については、小さなクリニックの医院数を増やす戦略なので、1カ所あたりの医師の数はむやみに増やすことはしません。たくさんの働かない医師より、一人の優秀な医師がいるほうが、患者の満足度が上がります。基本的に医師の採用は、私の医療への思いに共鳴し、自分の信念と診療スタイルをもっている人を見込んで来てもらう形です。このため、それぞれが独立して気持ちよく診療できるよう、エリアを定め、機器をそろえ、報酬を約束します。看護師、技師や療法士、薬剤師なども医師に合わせて人数を決めていき、会計・経理を行う事務員も各クリニックに配置し、それぞれの医院で経理もやってもらいます。

私たちの医療グループは、各院長の独立性を尊重しています。このため、基本的にはそれぞれが勤務しやすい方法でクリニック運営を任せています。とはいえ、地域の患者からはグループとして連携する統合されたサービスを期待されているわけですから、医師や看護師が不在になる場合はほかの医院から応援を派遣するような形で行き来はあります。

病床をもたないクリニックは、医師が一人でも診療は成立します。しかし、ビジネスでいう「機会の損失」のリスクを考えると、やはり複数の診察体制をもっておけると安心です。病院は、長時間待たされた挙げ句、そっけない問診や顔も見ない処方でがっかりというイメージがあり、あまり待たされるようだとほかの医院へ行ってしまいます。一診だけだと余裕のないクリニックのように見えるかもしれません。すべての院で二診も三診も、というのは難しいですから、拠点間で埋める体制をとるのです。

災害時に活躍する医師のチームに「ＤＭＡＴ」という派遣部隊があります。1チームあたりの構成は、医師1人、看護師2人、事務員1人の計4人を基本とします。いってみれば、これが非常時でも動けるチームの最低人数、ユニットとしての最低単位といえます。もちろん、平常時はもっと多くの人が一緒になって動きますし、診療科によって最適な組み合わせがあります。ただ、ＤＭＡＴと同じように、医療サービスは、医師と看護師、技師や療法士、事務員が息を合わせて一人の患者を診るチーム制であることは意識しておく必要があります。

小さなクリニックほど、人間関係は重要な要素になり、時には医療行為と無関係のところで組織運営に大きな影響を与えるようになります。私のクリニックでは、人事は私が一元的に行いますが、スタッフの働き方については、各医院から個別に要望を聞いてその都度対処しています。基本はクリニックごとに採用しますが、院内の人間関係で課題を感じたときは、本人が同意すれば拠点間の異動も行います。相性が良くなかっただけで優秀な人材を失うのはもったいないからです。異動したとたん、トラブルが収まっただけでなく、新しい人が刺激になって思わぬ成長を引き出すこともあります。実際、ほかのクリニックから移ってきた看護師が、前の職場でやっていた患者への声掛けをそのまま続けているうちに評判になり、ほかの看護師も倣って行うようになってクリニック全体のサービスが充実したという例もあります。

医師の診察室は1枚の壁を挟み横並びになっています。私も毎日、どこかの医院で診療を行っています。壁越しに私の声掛けを聞き参考にしてもらうことになっています。

先端技術機器の導入による患者ニーズの取り込み

医療行為は人が行うこととはいえ、患者の診療に対する信用の度合いは、医療機器の精度に比例するという側面も否定できません。特に診断時には、最新の機器とそれを使いこなす技術への期待がかかります。医療機器は最先端のセンシングや解析技術を取り込んでいるものも多く、近年の目まぐるしい技術の進展を考えると、機器を導入する際には極力新しいものを入れたいところです。ただし、医療機器は値段の張るものが多いため、どんな機器を優先させるのかが、クリニックとしてのこだわりに直結してきます。

私は脳外科から広がった画像診断を専門とする診療科で、地域の人たちの未病の診断に特化したサービスを提供しています。このため、診断に必要な機器への投資は惜しみません。2024年までに新規開院した医院を含めて、MRIは6台、CTは3台が稼働しています。MRIはフル活用させるため、脳神経外科医あるいは脳神経内科医を必ず1人はクリニックに常駐し、その他の医師を含めて2～3人体制にしています。

MRIを稼ぎ頭として重視しているのは、体の中という見えない部分を、分かりやすい画像により「見える化」することで、患者の心を鷲《わし》づかみにできるからです。

診療に来た患者は、初めは「高額な検査で儲けようとしているんだろう」と疑っています。ところが、健康診断のように元気な人の検査でも、1日に5～6人くらいは病気の夕ネが見つかるのです。例えば、脳血管の枝分かれする部分に膨らみ（脳動脈瘤）が発見されたとします。脳動脈瘤は破裂すれば、突然死で有名な疾患であるくも膜下出血となります。脳動脈瘤の大きさ、形状によっては、大きな病院での手術が必要と考えすぐに紹介状を作成します。逆に破裂の可能性が高くないと判断すれば、厳密な血圧管理での経過観察を勧めます。

また、症状がたまたま出ない領域での脳梗塞（いわゆる、隠れ脳梗塞）も発見されます。患者には、「ロシアンルーレットでたまたま弾が入っていなかったんですよ」と脳梗塞予防薬を処方します。同じ隠れ脳梗塞でも、我々脳外科専門医が見れば、不整脈があり、心臓内に血栓（血の塊）ができ、それが脳にとんできているタイプの脳梗塞の可能性を疑う場合もあります。それを画像でたどりながら医師の説明を受けるので、その後に続く医師からの「次は、もっと大きな栓みたいなものが心臓から脳にとんでくると大変だから、24時間心電図で詳しく検査しましょう」といった勧めにも素直に応じてくれます。

そして、24時間心電図で詳細な検査をすると、高い確率で不整脈が見つかったりします。自覚症状のない元気なうちに致命的な脳梗塞あるいは心臓発作を起こすリスクを発見でき、服薬だけで解決して、これまでの生活を続けることができるのです。

このように、「画像診断で命拾いした」「検査してよかった」という心からの感想が患者自身から出てくると、周囲の家族や近所の人たちにもそれが伝わり、「やっぱり時々は検査しないとね」と思うようになってくれます。

とはいえ、元気なときの健康診断は、なかなか億劫《おっくう》なものです。大きな病院で長時間待たされてぐったり疲弊してしまうのは嫌だし、症状がないと紹介状だってもらえません。気軽に受診できて待たされず大学病院並みの高性能な検査ができるところはないか……と、ここで我々クリニックの出番となるわけです。患者のニーズは、自身の病気の未来を知ることにあります。だからこそ、手軽でしかも高性能な画像診断専門のクリニックに、需要が流れてくるのです。

人によっては安価ではない検査をたくさんすることで医療費を高騰させているのではないかと思う方もいるかもしれません。くも膜下出血・重症脳梗塞・重症心臓発作などを起こしてしまうと、手術、ＩＣＵ管理、長期入院、リハビリ病院転院後のリハビリ、外来リハビリ・投薬通院、高齢な方では施設入所と、数千万円の医療費となります。未病発見は、医療行政的にもコスパに優れているのです。

現在の三大死因である、がん、脳卒中、心筋梗塞……誰もが、いつ自分がこれらの病にかかるかと不安を感じています。寿命が伸びると細胞が老化したまま生活する期間が長くなりますから、それだけ病気にかかる確率が上がります。技術が向上して少しでも確度の高い予測ができるなら、それに越したことはないわけです。

しかし、現状のクリニックの運営体制では、今すぐに高機能で大勢の検査をさばけないからといって諦めることはありません。体制は少しずつ整えていくものです。私の場合も、初めは首から上の検査だけでしたが、患者のニーズに応えたいと徐々に機器を充実させ、放射線科専門医、消化器専門医にも加わってもらい、全身の検査に対応していきました。

早めに手掛けてよかったと感じるのはＤＷＩＢＳ（ドゥイブス）、全身ＭＲＩ検査です。目の下から足の付け根まで、頸部から胸部、腹部、骨盤までを一度に撮影し、がんリスクを調べることができます。近年は人間ドックの検査コースに組み込む医院も増えてきました。電磁気を照射するＭＲＩですからタトゥーなど金属が体内にあるのはＮＧですが、ＰＥＴ－ＣＴと違ってラジオアイソトープを注射する必要がなく、放射線を一切使わないＭＲＩですので被爆のリスクはありません。

体内に何も投与しないためアレルギー体質の人や腎不全の人も安心して検査が受けられます。絶食する必要も検査後の待機時間もいらず、30分ほどの撮影時間で済み、受付から会計までの時間を含んでも1時間とかかりません。ＰＥＴ－ＣＴ検査より手軽で精密な全身のチェックができ、患者の負担も少ない一石三鳥の検査方法といえます。

ちなみにＭＲＩやＰＥＴ－ＣＴは、ふるさと納税の返礼品に採用している自治体もあり、利用者側にもその利点がかなり浸透してきている様子がうかがえます。また、我々検査する側としても、ラジオアイソトープ造影剤の注入などが不要なＤＷＩＢＳ検査は人の確保が楽でよく、撮影時間が短いため回転を良くすれば稼働率も上がり、導入効果、ビジネスでいうコストパフォーマンスの良い検査技術です。

地域の人々のニーズとクリニックの思惑が一致すれば、集患の第一関門である認知度の心配はぐっと少なくなるでしょう。さて、次の関門は価格です。通常、ＤＷＩＢＳ検査は10万円程度に設定されている高額の検査なのですが、実は、私たちのクリニックではわずか2万円です。Ｎｏａｈ（ノア）検査というがんリスクを診る尿検査とセットにしても3万円と、破格の設定にしています。

赤字で集患しているわけではありません。ＤＷＩＢＳ検査は回転数が良いことを踏まえ、多くの患者を診ることを前提に大幅な値下げに踏み切ったのです。いわゆる薄利多売です。余裕で日帰りできる検査時間の短さでほかより圧倒的に安く、検査技術は最新のもので間違いないとなれば、交通費を払っても検査に来たいと思うようになるものです。

さらにいえば、遠路はるばる訪れる患者は、せっかく来院するならばと、泊まりがけで予定を組んでDWIBS以外の検査もいろいろと受けられる可能性も高くなります。ハイクラスの人間ドックといったコースを組むこともできるわけです。有名な大学附属病院だと数百万にもなるドックを桁違いの価格で受けられるのですから、繰り返し検査を受けることへのコスト的な抵抗も減ります。こまめな検査を繰り返すことで、未病のうちに重大な疾病の芽を摘み取っておける確率も上がります。

手の届きやすい価格で誰でも検査を受けられるようにするのは、幸せな生活を送るという地域社会への貢献においても、重要な意味をもつのです。

医療情報をクラウド管理、効率的な診療へ

クリニックは雇える人数に限りがあります。このため、機器やシステムなどあらゆる面で、効率化できるところは仕組みで対処し、人間は医療技術の目と手の提供に集中できるようにしています。

検査で撮影した画像はクラウドで管理し、どのクリニックからでも閲覧できる一元化の体制をとっています。電子カルテもクリニック間で共有しているため、医師はどこのクリニックに行っても患者の履歴を読み取ることができます。

また、患者が自分で医療情報を管理できるＮＯＢＯＲＩ（ノボリ）というスマートフォンアプリも導入しました。ＮＯＢＯＲＩでは、アプリをタップすれば、自分の好きなときに画像検査・血液検査の結果や健康診断・人間ドックの判定を見ることができます。検査結果はグラフで表示することも可能で、撮影画像を時系列に追いかけて確認することもできます。お薬手帳の代わりに情報を統合した使い方もできるため、自分の体の履歴を自分で管理していくことができるわけです。

ＮＯＢＯＲＩは患者のスマートフォンに入れるアプリですから、ＮＯＢＯＲＩに対応する医療機関であれば、どこの病院・診療所で診察を受けていても、患者自身で情報の統合管理ができます。データはＮＯＢＯＲＩ専用のクラウドで管理され、個人のスマートフォンなどにアップするわけではないのでセキュリティー上も安心といえます。

また、クラウドの強みは、いつでもどこからでも情報にアクセスできることです。小さな子どもや老親など家族の状況を把握したい人にとって、リアルタイムで診療の情報が共有できるのはとても心強いと思います。診察で気になることをメモして家族と共有したりもできます。旅行や転居、災害時など、いつもの診療所以外の医療機関で診察を受ける必要ができたときでも、検査結果や画像、薬の処方歴をアプリの提示だけで診てもらえ、申し送りツールとしても頼りになります。そのほかにも、健診のお知らせなどの情報が自動的に届くリマインドも、定期的な自己管理が行え、重宝する機能です。

私たちクリニック側としても、患者へ自動的にリマインドが届くプッシュ機能は、再検査を受けてもらえる確率が高まり、新規の患者を集めるより圧倒的に効果的といえます。

NOBORIは、2023年8月に、来院された患者へアプリを導入してみてほしいとスタッフが声掛けを行った結果、2カ月ほどで約2000人の登録がありました。大きな関心をもってもらえたと手応えを感じています。本格的な運用は始まったばかりですが、このアプリが顧客の囲い込みツールの一つになることを大いに期待しています。

診療予約は、LINEベースの医療機関特化型予約システムLacoon（ラクーン）

を使っています。主にＭＲＩ検査の予約と美容の分野で活用しています。ＮＯＢＯＲＩにも診療予約の機能はあるのですが、ユーザーとしての使い勝手は、やはりＬＩＮＥの右に出るものはありません。

総務省の「令和5年版情報通信白書」によると、２０２２年のスマートフォンの保有率は9割に届き、テレビの視聴時間よりインターネットの利用時間のほうが多くなりました。そしてインターネット利用のうち最も多いのがＳＮＳです。少し前までの常識だったホームページの閲覧や情報検索、電子メールといった利用よりＳＮＳのほうが多くなりました。さらにいうと、ＳＮＳの中で最も使われているのがＬＩＮＥなのです。総務省の「令和２年度情報通信メディアの利用時間と情報行動に関する調査報告書」によると、ＬＩＮＥの利用は全体で9割を超えほかのアプリを引き離しています。20代から40代では１００％近い普及率です。

10代から60代のどの年代でもＬＩＮＥの利用者が圧倒的に多い理由として、家族や職場などの連絡ツールとして浸透したことや、携帯電話番号と紐付けられて顔の見える関係が保てるため安心感があることなどが挙げられます。いずれにせよこれからのコミュニケーションツールとして、まずＬＩＮＥを押さえておく必要があるといえます。

Ｌａｃｏｏｎは、ＬＩＮＥの公式アカウントとの連携も簡単で、ＷＥＢ予約への動線がスムーズです。小さなスマートフォンで情報収集や情報入力することが当たり前になったユーザーは、少しでも操作に手間取ると離脱してしまいますが、ＬＩＮＥのチャットなどで慣れた操作も多く、直感で使えることから、手軽に予約ができます。

クリニック側としても、普段から運用している公式アプリと連動させた運用ができるし、予約画面もあらかじめ用意されているデザインを選んでいくだけで簡単に導入できるため、少ない手間で効率的に運用できます。２０２０年からの新型コロナ禍において、ＰＣＲ検査予約、新型コロナワクチン接種予約にＬＩＮＥを使った結果、私たちのグループのＬＩＮＥ会員数は1万人を超えています。

ＷＥＢ問診システムには「メルプ」を採用しました。ベトナムプロジェクトで関わった人の紹介で導入したもので、診療の現場を知った現役の医者が開発したというだけあって、問診票を送信した内容がそのまま電子カルテへ登録される仕組みです。時間にすればわずか3秒、大幅に手間を省き、ペーパーレスで環境にも優しいし情報漏洩や取り違えのミスもありません。患者も現場スタッフも喜ぶ画期的なシステムです。

とはいえ、WEBへのアクセスや入力というハードルはあります。このため、年齢層が高めの脳外科や内科ではまだ1割強の普及率ですが、小児科ではなんとほぼ全員がWEB問診になりました。片時も目が離せない子ども、しかも具合の悪くなった子どもを抱えて待合室で診察を待つという行動がいかに大変なものかが推察されます。

インフルエンザなどウイルスが流行すると、待合室はさらに阿鼻叫喚の場となるため、車の中に退避して診察の順番を待ちたいという親も多く見られます。WEBで受付や問診が完了し、順番が来るまで安心な場所で待てることが支持されたのだと思います。

このような小児特有の事情もあるかもしれませんが、今後は、デジタルネイティブ世代が年齢を重ね、患者の中心になってきます。地方のクリニックにとってSNSとWEBシステムへの対応は、もはや不可欠なものとなっているのです。

毎日の売上をリアルタイムで管理

各クリニックとはＬＩＮＥで連絡をとり合い、毎日、各院長を通じてその日の診療状況として売上と患者数をＬＩＮＥで報告してもらっています。その数値をエクセルに打ち込むのが私の日課で、これは開業当初から17年間ずっと続けています。

エクセルは、簡単な関数で、数字を入れれば自動的に集計されグラフ化されるようにしてあります。前月比、前年比なども出てきます。そういう数字をつらつらと眺めていると、グラフの傾きや過去との比較から、「これはちょっとまずいな」とか「このへんにテコ入れが必要だな」という直感が働くようになってきます。

例えば、今月の売上が前年比で１５００万円下がっていたけれども、前々年比までさかのぼると売上は増えているような場合、前年度にたまたま患者が集中した特別な事情があったと分かります。当時の状況と照らし合わせてみると、新型コロナウイルス感染症の流行で急遽《きゅうきょ》取り入れたＰＣＲ検査がたまたま売上を大きく膨らませたのであって、今年は流行が落ち着き元の診療内容に戻ったことから臨時の増加分がなくなっただけで、流行前と比較するとわずかだが売上は伸びており、集患そのものは維持できている可能性が高いなど、数字を根拠とした確かな状況分析ができるわけです。

売上は日々の細かな増減を把握しておきたいため自分の手元でエクセル管理していますが、支出や差し引きの利益といった経理については税理士に任せています。専門的な知識が必要なところは専門家に任せるのが一番で、毎月報告を受ける形でチェックしています。とはいえ、完全に税理士に任せっぱなしはよくありませんから、常に数字を眺める癖をつけています。見慣れてくると、ちょっとした数値の変動にも気づきやすくなりますし、そこから見えてくる意味も想像しやすくなります。

例えば、在宅診療部門の会計で、介護老人保健施設などに向けた営業もしているし、支出の動きから実際に活動している気配もあるのに往診の売上が入ってきていない場合、事務処理の取りこぼしが出ているのではないか、といった具合です。

曜日や週、季節などの切り口で動きをとらえれば、診察を受けに来る患者の傾向が見えてくるはずです。集患の規模や科目による特徴もあり、医師や看護師の配置の参考にもなります。また、四半期、半期、全期（一年）といったまとまりで売上の変遷を見ていくと、主力にすべき診療科目も明確になっていきます。

私のクリニックの場合、やはり画像診断、ＭＲＩやＣＴの稼働率が高いと目に見えて売上が伸びます。高額の機械を追加してもどのくらいの期間があれば費用を回収できるかがはっきりします。こうした数字の後ろ盾があるから、思い切った機械の導入も検討でき、新医師採用も即決できるのです。

ただし、数値を過信することがないようには気をつけています。直感でまずい気がするときは「様子を見よう」と先送りしてはいけません。赤字を抱えネックとなっている部門や部署、人などを割り出し、さりげなく声をかけ、現状を気にしていることを伝えて改善を促し、それでもだめなら、ほかにもっとふさわしいところがあるはずだと、撤退させる方向で動きます。最低でも収支がトントンになるのが基本です。グループ全体、クリニック、部署、個人、医療機器などそれぞれのレベルで収支のバランスを見るように各院長に伝え、問題がある場合は一緒に解決策を考えていきます。

ネット上の口コミを誰よりも意識する

売上、つまり集患に直接影響を与えるのが口コミです。

口コミは怖いです。何もしていなくてもSNSを通じて勝手に評価されていくようになるため、ある程度のエゴサーチは運営上不可欠だと考えておいたほうがいいと思います。例えば、主要なSNSは時折クリニック名で検索しておく、病院の比較サイトなど口コミを書かれる場所を特定し、ひどい書き込みがないかをウォッチングしておくなどの情報収集は必要です。

私は、各クリニックの院長に、こうした評価が載っているWEBページの二次元コードを渡し、自分のクリニックが周囲からどう評価されているかを確認するように言いおいています。

口コミ対策としては、よく思われるための働きかけというより、ネガティブ評価を書き込まれないようにする働きかけに注力する必要があります。

以前、あまり患者との対話に力を入れようとしない医師がグループにいたことがあるのですが、そのときのクリニックの評価は5点満点中の星2つ、かなり低い評価でした。具体的なネガティブ表現での書き込みもありました。

「○曜日に行くと、ぜんぜん診てもらえない」という投稿だったのですが、瞬く間にその曜日の患者が減ったのです。これを放置すると投稿を見た人たちの思い込みが先行し「あのクリニックはだめだ」という評価が前提となって何をやってもネガティブな書き込みをされる悪循環ができかねません。極端な炎上はなくても、SNSでちょっとつぶやかれたら患者の動きが変わってくるのです。

この悪循環を断ち切るために私が行ったのは、周囲にいる看護師やコメディカルへの間接的な働きかけでした。本人に直接言うと反発しか残りませんから、叱るときに相手を追い詰めないのは鉄則です。窮鼠《きゅうそ》猫を噛むということわざのとおり、ネガティブな評価をまき散らす恐れがあるのは医師もスタッフも同じです。

私は、クリニックの状態への憂いを、スタッフにぼやきました。それも怒りではなく、困っているといった体で、力を貸してほしいと訴えたのです。するとスタッフが医師に、「松本先生、ずいぶんと凹んで気にしておられたよ」と間接的に伝えてくれ、スタッフたちもなんとかしたいと、クリニック全体で印象を良くするために頑張ってくれるようになったのです。

書き込みに対する対処としては、こまめなリアクションが、地道ですが最も効果があります。書き込まれたら必ず返信するのです。

ポジティブな書き込みは、ほとんど頭を出していない氷山のようなもので、書き込む人の割合は少なく、特段不満なところを感じないからリアクションもとらない人が圧倒的に多いものです。ネガティブな書き込みはその逆です。不満があるとどこかに文句を言いたくなります。だから相対的に書き込む割合が増え、表面上はネガティブなコメントのほうが大きな山をつくりやすいのです。ところが、こちらの氷山は水面下の体積が圧倒的に小さいわけです。

書き込まれる内容には、このように偏りがあることをまず知っておき、冷静に対処すべきです。本当に心当たりのある改善の指摘を受けた場合は真摯に受け取って正していかねばなりませんが、こちらに非がないのであれば、毅然とした態度で冷静な対処をしていけば、悪意をもった極端な書き込みは減っていきます。

コメントが荒れていた頃は、すべてのコメントに丁寧な返事をつけていきました。すると、星1つといった極端な評価はつかなくなったのです。あまりにもひどい口コミに対しては訴訟も視野に入れながら弁護士に相談することになりますが、たいていはそこまでいかない気軽な悪口です。早々に丁寧な返事が来たことに驚いて書き込みをやめるようになります。残念ながらこういう人は矛先を別のところに向けるだけなので、弱い者いじめと同じ構図ともいえそうです。

口コミ対応に追われている間は「そんなに忙しいのに、これ以上自分で忙しくしてどうするのだ」とよく指摘されたものですが、やはりこのように自分のクリニックの存続をかけた評価に直結するものは院長が責任をもって対処することが、全スタッフへ明確に対処方針を示すことにもつながるため、意味があると考えています。

口コミ対応のような受け身でなくSNSを積極的に活用するには、まずWEBサイトで露出度を上げる必要があります。WEBサイトのアクセスを良くするにはSEO対策という検索結果を改善する運営テクニックがあって、公式サイトやブログなどの情報提供からのブランディングを行いたいのであれば必須となります。

メディアの専門でもないのに医療機関がそのようなものを意識しなければならないのかと思われそうですが、検索エンジンが特に重要視しているジャンルの筆頭に生命に関わる領域があり、ホームページやブログ記事の品質はエンターテインメントなどのジャンルより厳密に解析され、表示の順位に影響を与えるのです。すべてを医師一人でこなすことはできませんから、信頼のおけるＷＥＢ運用に詳しい人を味方につけて活用することをおすすめします。

地方の小都市では特に、最新のＩＣＴを意識したクリニック運営を意識したいところです。人口密度が低い分、より広い範囲に情報が届くようにしなければなりません。自家用車を使った移動が当たり前になっているため、車のナビに搭載されたＡＩの検索解析に誘導されて流れてしまうことも想定されます。

見方を変えれば、ＩＣＴを武器にしていけば、地方であるほど効果が高まる可能性もあり、これまでにない形での生き残りを図ることもできるといえるでしょう。これからの時代、最先端技術は情報戦略への投資が鍵を握っているのです。

「選ばれるクリニック」になる施策

医療もサービスの一つです。ビジネスでよくある一般のサービスでは、新規顧客を獲得したあとリピーターを増やして囲い込み、コアなファンのもつ発信力で新規顧客の拡大を狙います。医療サービスも、顧客を患者と置き換えれば同じ流れが見えてきます。

新規の来院者にどうやってクリニックの存在を認知してもらうかが第一関門です。その次には、実際に足を運んで受診してもらわないと話になりませんから、予約を入れてもらえるかが勝負どころとなります。アプリの導入などで、患者が楽に受診できるようにして最初のハードルを低くし、受診後もつながる窓口を確保します。

そして、実際に診療に来てもらったあとは、期待以上のサービスだったと感じてもらえるよう、患者が望んでいる診療内容を問診の中から汲み取り、期待に応えつつ、本当に患者に必要とされている診療の方向を示すことになります。

患者は、病気があるかもしれないと不安になって来院した場合、「処方が必要な病気があるはずで、診断で見つけてもらえる」と思っています。一方、大きな病気がないことを確認したくて来院した場合、「処方が必要なほどの病気はないはずだが、万一病気があるなら、診断で見つけてもらえる」と思っています。いずれにせよ、「ここなら病気があるのかないのか、納得いく形で白黒をつけてくれる」という期待が寄せられています。

この期待を裏切ってはいけません。対話のベースに世間話などの雑談を盛り込んで気持ちをほぐしながら、患者一人ひとりの言動をよく観察し、属性が似た患者の事例なども参考にしながら、その患者が診断のあとで何を言ってほしいのかを予測し、どのような期待が寄せられているかを見抜きます。もし自分だったらどんな声をかけてほしいと感じるだろうかと想像する患者への共感が重要です。

そうすれば、なぜ画像で病気の兆候を「見える化」することが安心につながるのかの理解もできると思いますし、服薬や治療への不安を払うための丁寧な説明の重要性にも気づけるはずです。患者自身が納得し、自分のこととして考えられるよう支援するのが、「未病」を軸にした医療の要です。さらに、患者に自身の電子カルテ上のデータフォルダを確認してもらい、いつ何の検査をしたのかを自分で理解しながら、次に検査するものを患者自身が決定するサポートを偽りのない「検査のトレーサビリティ」で明示し、信頼を得るのです。ＮＯＢＯＲＩのシステムはこの延長線上にあるといえます。患者には、「２００万円くらいする高級医療サービスのエグゼクティブコースに近いものだ」とお伝えしています。

サポートの仕上げは、患者のことを「きちんと覚えていますよ」というサインを送ることです。私は、カルテに患者の人となりが分かるような話を付け加えるようにしています。軽い雑談で印象に残ったところを軽くメモする程度ですが、診察に入る前、カルテにざっと目を通すだけで、その患者がどんな人だったか思い出しやすくなります。何万人と患者がいるのですから、すべての顔と名前をそらんじて瞬時に思い出すことは無理な話ですが、簡単なメモがあれば診察中には「ああこの人は」と、記憶をたどることが容易になるのです。診察時、診断結果を説明しているときは上の空のように見えた患者が、帰り際、「ご主人の腰はその後どう？」と家族のことをさりげなく尋ねたとたん、一気に親しみが湧いた様子で笑顔を見せてくれるという場面に何度も出会いました。

実はこのテクニック、とある国会議員のノウハウからヒントをいただいたものです。その議員は、出会い頭で「忙しくて5分しか時間がとれない」と宣言しつつも、40分ほど面談に応じてくれます。すると、ずいぶん自分のために時間を割いてくれたのだと感じます。さらに議員は帰り際、ちょっと呼び止めて家族の消息などプライベートなことを尋ねます。ビジネスで面談してもらっていたはずなのにプライベートの話まで突っ込んで聞いてくれた、親身になってくれたという印象が、最後に残るというわけです。

あざとさを感じたかもしれませんが、営業と詐欺は紙一重といわれるくらいに人心掌握は重要なポイントとなるのです。テクニックだけでなく本気で患者の気持ちを推し量る対話を行っていれば、ちゃんと患者には伝わります。期待どおりのサービスだと感じたら患者は少なくとも悪口を書き込むことはしませんし、期待以上だと感じたらまた来ようと思うものです。周囲にも感想を言い、勧めてくれるはずです。

マーケティングでは、顧客の心理が段階別に変化する様子を示したモデルがあります。かつてはＡＩＤＭＡ（アイドマ）が有名でしたが、情報収集の形態が変化したことを受け、ＡＩＳＡＳ（アイサス）あるいはＤＥＣＡＸ（デキャックス）が主流となっています。

【ＡＩＤＭＡ】

Attention（注意）：広告などを通じて商品・サービスに消費者が注意を向ける。

Interest（興味）：注意が興味へと変わり、消費者が情報を求めるようになる。

Desire（欲求）：具体的な欲求が生まれ、その商品を欲しいと思うようになる。

Memory（記憶）：商品やブランドを記憶にとどめ、購買意欲が増す。

Action（行動）：実際に商品を購入する行動に移る。

【ＡＩＳＡＳ】

Attention（注意）：広告などを通じて商品・サービスに消費者が注意を向ける。

Interest（興味）：注意が興味へと変わり、消費者が情報を求めるようになる。

Search（検索）：興味をもった商品やサービスについて情報を検索する。

Action（行動）：実際に商品を購入する行動に移る。

Share（共有）：購入した商品やサービスについての感想をＳＮＳなどで共有する。

【ＤＥＣＡＸ】

Discovery（発見）：ＳＮＳの投稿などから、新しい商品や情報を発見する。

Engage（関係構築）：関心をもち、コメントや「いいね」などで関与を深める。

Check（確認）：SNSなどのレビューを見て購入を検討し始める。

Action（行動）：実際に商品やサービスを購入する。

eXperience（経験）：購入後の体験をSNSで共有し、他ユーザーに影響を与える。


デジタルデバイスが当たり前になり、SNSがメインのメディアになっている現在、集患と囲い込み、医療圏の拡大にはDECAXの流れを押さえたクリニック運営が前提となります。実際に受診したフィジカルな体験と、帰り際に送るサインからのエモーショナルな体験が良い後味となって、SNSなどを通じ次の患者へと伝わっていく。これが、患者から選ばれるクリニックになるマーケティングの循環といえるのです。

地域の異業種交流会には積極的に参加

本書では要所に医療の領域ではあまり踏み込むことのないビジネスの話を紹介していますが、このような異業種の重なりは現実においても刺激を与え、一つの世界の常識からは決して生み出されることのない跳躍を引き出す可能性を高めます。

とはいえ、異種の要素は適量なら薬ですが、急激に多く摂ると毒になります。このため普段から少しずつ自分の中でなじませておく必要があります。私が異業種交流を普段から積極的に行っているのは、情報収集のためだけでなく、自分の考えや判断力を柔軟にして急激な異種の取り込みで拒絶反応を起こさないためでもあります。

異業種交流では、製薬や介護といった周辺の領域での交流はもちろんあります。ケアマネジャーや介護スタッフの人たちとは定期的に情報交換をする場を設けています。それ以外に、まったく医療とかけ離れた業界の交流もあります。保険会社や証券会社などの金融関係は、融資などの直接的な関係もありますが、M&Aや新しいコラボなど最近の動向を押さえるうえでも重要なつながりです。運輸や不動産、駐車場経営などのジャンルもエリア拡大・ネットワーク強化に有力な情報をもらえることが多くあります。外国の人もいます。

世代別の交流も重要です。私は「60会」という1960年代生まれの社長など中小企業のトップを集めた交流会に所属しています。年に7～8回ほど勉強会や情報交換会、ゴルフやバーベキューをして盛り上がっているのですが、こうした研修や遊び、雑談の中で「俺もそろそろDWIBS検査を受けるかなあ」「社員に検査を受けさせたいが紹介していいか」など声がかかりましたし、会員自身のEDや薄毛などの悩みを打ち明けられ、アドバイスもします。また、ご両親の病気や介護の相談もあります。休診日は知り合った人の経営する店舗（カフェやレンタルオフィスなど）へ行って交流を深めています。

理髪店、アートメイク、美容など、クリニックを地域の店舗を広告するための媒体として使ってもらうつながりもあります。タクシー会社の経営者と親しくなってからは、逆にタクシー内でクリニックを勧めてもらえるようになりました。そのほか、健康管理に関する講演や勉強会の依頼、産業医の紹介などの機会もいただいています。地域のさまざまな経済界の事業者が連携して、サービスを勧め合う関係になっていくわけです。

私はこうした縁は、必ず引き受けてつながりを強くしています。患者を紹介してもらえたときは丁寧にお礼を返し、次の患者につながる動線をつくります。こうしてクリニックの露出度を上げつつ口コミのフォローを丁寧に行っていき、ブランディングを高めていくのです。

ビジネスだけの目的でもなく、開業するまでは医者の友人がほとんどでしたが、いろんな業種の友人ができ、自分自身も多くの経験をさせてもらい、楽しくまた、幅広い人生になってきているように感じています。

ただし、サブスク広告詐欺やコンサル詐欺も蔓延していますから、極端にうまい話には気をつけたいところです。実際、新型コロナ補助金詐欺に遭いそうになったこともあります。初めての人と名刺交換したときは、すぐに名刺管理アプリに登録して、できる限り出会った翌日にはお礼のメールやLINEを入れるようにしています。こまめなフォローでつながりをつくり、情報のやりとりをしていれば、自分にとって価値のある関係か、本当に仲間と思えるようなつながりにしていきたいと思えるかが、自然と見えてきます。ビジネスの話を本格化させるのはそれからでいいはずです。

実は、私は高松市の繁華街のど真ん中に飲食店のような接待スペースを持っています。テーブル席10人、カウンター席5人ほどの小さなバルで、実質オープンしているのは週に1回、月曜の夜だけですが、懇意にしているイタリアンシェフが来て腕を振るってくれるのです。ここに、私が出会ったさまざまな異業種の人や私とビジネスをしたいという人を招待して、料理と酒を楽しんでいます。その交流の時間が、有意義な情報交換の場となり、新たなビジネスもいくつか動き始めています。がん患者への6種複合免疫療法、東南アジアでの幹細胞培養上清液点滴クリニック、痩身美容プロジェクト、ED・育毛外来プロジェクトなど、この場所で話がまとまったものもたくさんあります。

ちなみに、このスペースの名前はベトナム語で「ビエンサン」といいます。ビエンサン＝ブルーオーシャンです。どんなジャンルでも、最初に飛び込んだ者にとって、その海は可能性が青く輝いています。常に先見の明で新しい展開先をとらえ、自分のクリニックの強みを引き出していくことにより、競合先がまだ踏み入れていないブルーオーシャンの海原が広がっている。そんな希望も込めた名前です。

職員のモチベーションを高く保つ

医師の確保については「なりふり構わず」適任者を探すといいましたが、結局のところ縁でつながっている要素が大きいと思います。もちろん人材紹介サイトを通じた採用でも、異業種の交流ほどでないにせよ新鮮な出会いで良い結果となったものも少なくありません。しかし、やはり先輩や後輩、恩師、現在クリニックに勤務している先生・スタッフの人脈などが中心です。人を通じて人となりが分かるほうが安心できます。このため、知り合った医師とは年始の挨拶などで縁をつなぎ、学会などで消息を確かめ合って、どんな様子でいるのかを把握するようにしています。

医師を採用するときの決断は、調査も行い周囲からの情報も参考にしますが、最終的には直接対話したときの直感を大切にしています。人となりは肌感覚で分かるものも多いからです。

拠点を任せることのできる院長に必要なのは、社交的であることと、突発事案に対しても状況判断が的確で臨機応変に軌道修正できる胆力です。

第一印象で社交性が高いと感じられなくても、総合的な側面から採用を選択して良かったと感じた医師も多くいます。コミュニケーションとは便利な言葉で、人当たりが良ければ能力があるように見えがちです。しかし、それは必ずしも患者をしっかりと観察していることにはつながらないのです。一見愛想がないように見えても、誠実でまじめ・素朴な人は、患者にも病院にも良いものを提案提供してくれます。

自分のペースで診療するとずいぶんゆっくりしてしまう医師でも、看護師が患者の入りに合わせてテキパキと促せばそれに応じて診療ペースを上げてくれるように、周囲の歩調に合わせて勤務を軌道修正・調整してくれる人も助かります。

採用のときには、患者から信頼されていると評価の高い人が望ましいのは当然ながら、重要視しているのは、やはり私の医療の方針に共感し、グループの一員として誇らしく医療サービスを提供しようと考えてくれるかです。対話の技術や接遇などはあとからでも獲得できますが、目指すところが異なると「仏作って魂入れず」のような状態になり、結果的にグループとしての評価は上がらず、お互いに不幸な結果になってしまいます。

そして採用した医師が実際に望みどおりの働きをしてくれるかも、私自身の思いの強さに比例しているのだろうと感じています。いわゆる「ピグマリオン効果」、人が他人に対して抱く期待がその人のパフォーマンスに影響を与えるという心理的効果で、ビジネス領域では特に人材育成や組織管理の文脈で言及されます。石像に生命が吹き込まれるほどの強い期待をかけると、期待された人は自己効力感やモチベーションを高め、より良い成果を出すというわけです。

グループに迎えた医師や看護師は、私の理想を一緒に体現してくれる相棒であり、私にできないことをやってくれるスペシャリストです。この点についてはおそらく誰も異論はないはずです。重要なのは、このリスペクトを日頃のコミュニケーション上で明確に示すことです。心の中で思っているだけでは伝わりません。本気で強い期待を寄せているのだということを見せていくには、想像以上に「なりふり構わず」のスタイルが必要になってきます。いつも見ていること、気にかけていること、期待していることを伝え、ポジティブなフィードバックを送り、好循環をつくります。

怖いのは、ピグマリオン効果は下向きにも成立する点です。人は、他人から期待されるレベルに合わせて行動する傾向があります。ネガティブなフィードバックに対しても、やる気や能力が連動し、低い目標設定につながるのです。

ですから、私はどの医師に対しても、伸ばすと良い強みを探してフィードバックしつつ、現状で期待値に届かないところは伸びしろとして伝え、理想の姿をイメージしてもらえるように、診療で一緒になったタイミングなどを使って具体的に示す工夫をしています。

院長たちは、「松本が見ている」と感じたら背筋が伸びます。どうやって気配を感じさせるかというと、ごく単純で、顔を見たとき、折に触れて声をかけるのです。あるいは、声をかけてもらえるような雰囲気をつくります。

例えば「患者の中にこんな症例があった」と報告を受けたとき、「あー見た見た、あの患者さん、どうだった」と反応するわけです。これで、松本は各クリニックのカルテをしっかり見ているんだと伝わります。医師のほうから言ってこないときは、「こんな症例があったんだねえ」と、こちらから声をかけることもあります。毎日のカルテをざっと見て、患者の情報を共有する姿勢を示すのが重要です。

さらに、カルテに不備があった場合は事務を経由して指摘します。医師に直接言うのはプライドを傷つけるため、あくまで手違いの修正といった形で事務に伝えます。細かいことですが、レセプト審査で間違いが続くと、報酬を1～2％ほど削られてしまうペナルティーがありますし、院長をリスペクトしつつもチェックはしっかり行うほうが、お互いに安心です。開院して2～3年あたりは特に気をつけたほうがいいでしょう。医院が立ち上がったばかりで運営が安定しないにもかかわらず、日常の運営がなんとなく慣れてきた感があり、穴をあけやすい時期です。実際、私のところでもけっこう大きな問題が起きました。このときは各クリニックへ一斉ＬＩＮＥして注意喚起も行いました。

「ピグマリオン効果」を狙った医師・スタッフ管理は、職員の仕事に対するモチベーションでいうと「内発的動機づけ」を意識したものになります。これは、個人の内部に湧き上がる満足感や興味、達成感などによって、より望ましい行動が促進される状態をいいます。これに対し、「外発的動機づけ」は、報酬や罰といった外部からの刺激によって行動を促すものです。どちらか一方ではやる気の維持は難しいため、バランスよく組み合わせていく必要があります。

例えば、私のグループでは、勤続年数が長くなった医師を含めたスタッフには、退職金保険をかけ、通常既定の退職金より高額になるように設定しています。最近、医師の設定退職金を1・7倍にアップさせ、その他のスタッフのベースアップも7％と高水準にしました。

グループの傘下で働くということは、院長としてクリニックの経営を任されるとはいえ、扱いは勤務医になります。勤務医はどうしてもメリハリを感じず、内発的動機づけが弱くなりがちです。まずは報酬面からインセンティブを上げ、真摯に働いて技量を上げれば正当な評価が行われることを形で示しています。その結果、核になるパフォーマンスを上げている医師ほど定着率は高くなっています。

医師だけでなく、看護師や技師などスタッフ全般の管理についても同様です。人件費は固定費の中でもかなりのウエイトを占めがちなことから、クラウドやＡＩ、自動化機器の導入などで効率化するとどうしても人を減らしたくなりますが、それでは結局一人あたりの負担は減らないばかりか、首を切られる恐怖も出てきて皆が疲弊してしまいます。

スタッフは部品ではありません。人がする必要のないことは自動化させるなどの効率化を図ったうえで、それまでその作業をしていた人が本来の医療サービスを充実させる時間に充てられるようにしていくのが最も効果的な環境整備です。

例えば、働き方改革で医療従事者も残業ができなくなる時代になることを踏まえ、ＡＩレセプトチェッカーを導入しました。これによりレセプト作業はびっくりするほど効率化され、本当に残業がいらなくなってきたのです。ところが、残業代がつかなくなったことで給料が減ったという印象をもち、残業することそのものが目的化されてしまいそうになりました。このため、残業がなくなっても給料の総額は変わらないよう調整し、安心して働きを評価していることを示しています。

スタッフ個人の評価も重要ですが、組織で行動していますから人間関係やライバル関係を把握しておく必要もあります。褒めるときは両陣営を褒め、切磋琢磨させます。クリニック間、部署間、個人間、医療機器間といろいろです。意欲をもって昇給を要求してきた人は積極的に評価し、相応の報酬にします。

組織には「パレートの法則」が働いています。よくいわれるのは、全体のうち2割の優秀な人員が組織の核となって引っ張り、6割の平均的な人員がそれに引き寄せられて働きます。残り2割についてはその組織内では成果を出さないというものですが、私は、もしかすると大転換を促すような変革のときには、まったく異なる価値観をもって力を発揮する可能性を秘めているかもしれないと考え、可能な限り一人ひとりが自分なりのオーナーシップをもって仕事と向き合えるよう工夫しています。

会計業務などとは畑違いの領域から入職してくれたスタッフも自動支払機の使い方を高齢の患者に教えるという業務につけました。元々、優しい人柄でしたが患者と接する機会が増え、本人のモチベーションも上がり、医院への印象も良くなりました。また、会計業務の人員を減らし、他業務に回ってもらえるという好循環もありました。

［第4章］

医療ネットワークを構築し、自律分散型医療経営を行う地域格差を埋め平等に医療を提供するためのエリア戦略

地方の小都市でクリニック事業を拡大するエリア戦略とは

一次医療というごく小規模のクリニックにもかかわらず、いくつもの拠点を展開し、拡大路線を続けていくことができた要因は、自律分散型の組織運営の手法を活用した医療経営にあったと考えています。

私は、検査や診断に特化したクリニックを展開し、「未病」にフォーカスした医療サービスを提供しています。拠点を増やすときの方法として、現行とまったく同じ機能をもったクリニックをつくるか、検査や診断に特化した部分はベースとして維持しつつ別の機能を提供するクリニックをつくるかの2種類ありますが、私の場合は後者です。

地域の人々の要望に対し、医療サービスの提供という形で応えようと、気づきと行動を繰り返し、その都度の最適解として独自の機能をもったクリニックを開院しては連携してきました。このボトムアップ型で医療ネットワークを形成したことが、地域の中で認知され、市内最大の事業規模に至るまでの拡大につながってきたのだと感じています。

クリニック経営も、医療というサービスを提供するビジネスです。このためマーケティングや売上管理、業務効率化といった経営戦略などが重要となるわけですが、それと同じくらい重要なのが拠点の進出戦略です。

マーケティング戦略を具体的に検討する際によく用いられるものに「4P」と呼ばれる要素があります。4Pは、製品(Product)、価格(Price)、場所(Place)、販促(Promotion)の4つの要素で、これらを適切に組み合わせて調整することによりマーケティング戦略を実現させようというものです。医療サービスの品質と価格、周知浸透を図るのと同じくらいにエリア戦略が重要となることが読み取れます。

もっと踏み込んでいえば、診療報酬制度に守られた医療業界では、サービスの品質や価格の差別化が難しく、販促活動も派手にしすぎるとかえって胡散臭くなることを踏まえると、どの場所でクリニックを展開するかが最も重要な要素ともいえます。

ビジネスにおけるエリア戦略は、端的にいえば地理的な側面から市場のニーズなどを理解し、最適な方法で事業を展開するための基盤となるわけですから、地域の人々の暮らしを向上させたいと「未病」に焦点を当てた医療を行うためには不可欠の要素ともいえます。

特に注目したいのが、地域ごとの特性に合わせたうえで、医療サービスを提供する医師の強みを活かしたクリニックを個別に開院してネットワーク化する「自律分散型」の多拠点経営（グループ経営）です。これにより、各クリニックは地域に根ざしながらもグループとしてのシナジーを生み出し、医療サービスの質とアクセスの向上を実現するのです。

エリア戦略の概念としてよく取り上げられる基本的な要素について、地方都市のクリニック経営に当てはめていくつか整理しました。

地理的セグメンテーション（Geographic Segmentation）

地理的なエリアに基づいて市場を分割すること。例えば、その地域の人口統計や世代構成、健康状態の傾向、気候や生活スタイルを分析して地域のニーズを想定し、地域ごとに独自性を出した医療サービスを特化させ、ほかの専門性はクリニック同士の連携で補うといった形で拠点の展開先を定めます。

ローカリゼーション／地域密着型戦略（Localization / Community-Based Strategy）

サービスやクリニックからのメッセージをその地域の文化や習慣に合わせて提供し、地域に根ざした活動で認知度と信頼を高めること。例えば、学校や買い物、公民館活動や地元の祭りなど、地域の生活習慣に合わせたサービスや情報提供をクリニックごとにきめ細かく行い、周囲のエリアに展開する関連サービスとコミュニケーションをとりながら浸透を図ります。

市場カバレッジ戦略（Market Coverage Strategy）

地理的市場をどの程度カバーするかに関する戦略。集中戦略、選択的戦略、全面的戦略などがあり、それぞれの地域に合わせた患者のアクセスを考えます。地方都市は歩いて行ける距離にも限界があるため、訪問診療や移動クリニックなど、アクセスが困難な地域へのサービス提供の形態も検討します。複数の拠点がそれぞれの地域に密着したサービスを提供することにより、地方都市全体の広い範囲にわたり医療アクセスの格差を解消します。

エリア戦略ではもっと詳細なものも多く紹介された専門書が多く出回っていますが、ここで紹介した「地域のニーズをセグメント」「地域の生活習慣に密着」「医療へのアクセス形態」の3要素は少なくとも基本事項として念頭におくようにしたいところです。

どのくらいの人口規模で拠点を増やすと良いのか

医療は保険制度により、価格設定にも市場規模にも上限があります。限られたパイを奪い合う市場のため、エリアあたりどのくらいの規模でクリニックを進出させるのが適切なのかを意識するのが重要です。

ここで覚えておいてもらいたい数字があります。500人というこの数字は、国土交通省が公表した「国土のグランドデザイン2050」の中で示された数値で、診療所が50～80%の確率で立地する人口規模を示しています。つまり、2050年頃には、500人くらいのエリアが1つの診療所でカバーする範囲になっているという想定です。これが病床をもつ一般病院になると、5500人（50%）～2万7500人（80%）と、1つの病院がカバーする人口が大幅に増えます。

2050年には、市町村の人口は今よりぐっと縮小します。4000人以下、2000

人以下といった小規模自治体が倍増するのです。地方では一般病院が一つもない市町村が増え、地域に点在する診療所が踏ん張って「未病」の維持を図らないと医療が成り立たなくなってくる恐れすらあります。

エリア戦略の視点で人口規模を考えると、1診療所500人というのは、小学校区にいくつかの診療科目が点在する「かかりつけ医」がいる状態といえそうです。

私が戦略とした画像診断を中心とするクリニック展開は、周囲のエリアに点在するほかの診療科とは検査という点で協業し合え、無用なあつれきを避けることができるのが利点です。

ところで、人口密度が高いエリアに集中展開すれば効率が良くなるかというと、そうとも限りません。小学校が狭い範囲で林立する地域は、小さな子どもが多い、すなわち若い世代が住んでいる割合が多いと想定されます。高齢の親が同居する三世代同居が文化になっているのはたいてい人口密度の低い地域です。人口の多い地域は核家族・単身世帯といった働き盛りの世代で構成されることが多く、会社での健康診断を受けているうえに、脳卒中やがんになるリスクもまだ低いため、そんなエリアに診断クリニックを設けても需要は少ないかもしれません。医療をビジネスととらえてエリア戦略を図るなら、人口密度だけでなく、世代の構成にも注目が必要です。

拠点を分散させるポイントは、やはりフィジカルな側面での通院しやすさが重要な要素となります。私はこれを経験上、「16キロのルール」と呼んでいます。これは、厚労省が往診料を算定しても良いと定めた医院と往診先（老人施設や患者宅）との距離の最長の値に基づいています。緊急急変時に医師が駆けつけ得る最長の距離が16㎞と定められているのです。

私はこのルールに沿って、拠点同士の距離を16㎞ほど離して展開しています。地方は都市部と異なり、５００人のエリアでも歩いて行ける範囲ではない可能性が高くなります。患者はコミュニティバスや自家用車を使って通院するのが一般的だと考えられます。そのためバスでも自動車でも、15分前後で移動できる範囲に拠点を分散させることで、グループ間で患者を取り合うことがなく、広範囲に町全体をカバーできるクリニックの展開ができるのです。

拠点をエリア分散させ、各クリニックの独自性を活かしながらグループとして地域の医療をカバーしていくわけですが、16キロ程度の離れ方だとエリア同士の地域格差はそれほどありません。基本的な特性もよく似ていると思いますから、医療サービスや検査の情報も機材も流用できるものが多く、拠点間の連携はしやすくなります。連携しやすい診療科を展開し、診断技術などのハード面では統一した水準を提示しながら、患者とのコミュニケーションや接遇面で拠点ごとの特色を出していくのが、グループ経営の第一歩としてはハードルが低いはずです。

エリア間の連携やグループ運営に慣れてくれば、異なる診療科を展開し独自の医院運営に乗り出すとよいです。ＩＣＴを活用して情報ネットワークを強化し、さらに多様性を高めると自律分散型の総合クリニックの展開が視野に入ってきます。そうすることで私は、高松市内と周辺に点在する老人施設の往診依頼にも必ず応需できるクリニック配置を実現できています。

医療の連携でいうと、自分のクリニック内だけでなく地域内のほかの医療機関とも強化していくのが、人口縮小社会・少子高齢化社会の進むこれからの医療サービスには不可欠です。

地域内での医療機関同士の格差は存在します。医療制度の動向から見ても、地域内の医療は、最先端の研究も行う大規模病院と、病床をもたない小さな診療所に二極化しつつあり、病床をもってはいるものの中途半端な規模の病院は経営悪化で淘汰されつつあるのです。

地域の人々の最前線にはクリニックがあり、その背後に大病院が控えている。さらにいうと、医療だけでなく介護などの福祉サービスを提供する機関も連携していきます。このような総合ネットワークで住民の「未病」を支える構造が、今後のエリア戦略では重要です。

グループ事業をクリニック単位で拡大し、エリア内にある大小さまざまな病院、関連機関や行政と手を取り合えるよう、今から顔の見える関係をつくり、情報収集は怠らないようにしたいところです。これからの医療サービスは、医療の専門機関とだけ仲良くしても成立しません。むしろ、ビジネス業界などまったく異なるジャンルとの連携を意識するくらいでちょうどよいのです。

各拠点の強みや特長を活かすネットワーク経営

私たちの医療グループは、結果的に毎年1拠点ずつ増える形になりましたが、初めからこの状態を狙っていたわけではなかったことから、どの拠点も「一点突破」で地域に進出したあと、グループ間の連携で面的な展開となっていきました。患者数がオーバーフローして診療が停滞しそうになったら次のエリアを探すようなイメージです。

ＭＲＩをはじめとした画像診断の機器を進出先の拠点に増設すればさらに稼働を上げ、広い地域で多くの患者に医療サービスを提供する足がかりとなります。画像診断という医療の中では最も基礎的でほかの診療科を侵略しない専門技術を用い、進出を確実に行ってから徐々に市場を拡大する「橋頭堡《きょうとうほ》戦略」をとっていたともいえます。

1拠点ずつ個別に構築してからつながったため、もとより拠点ごとに医師の個性も強く、診療科もバラエティーに富んでいました。自律分散型ネットワークというのは結果的にそうであった、という言い方のほうがしっくりきます。

各拠点は、同じＭＲＩなどの機器を導入し、同じような診療時間にしても、院長の個性で少しずつ趣を変えていきます。それがクリニックごとの特色となっていくため、口コミ評価が悪くならない限り、院長の運営方針に介入することはありません。ただし、雇われ店長のようにやる気をなくして自分なりの運営を工夫しなくなるのは困りますから、飽きさせないための刺激は与えます。例えば、曜日を決めて医師や看護師を拠点間で移動させるシフトを組むなど、人が動くことによって職場の関係性に変化をもたらすようにします。転勤は基本栄転で、昇給を伴うものとしてインセンティブを与えるなど、新しい場所で互いに刺激を与え合うことが良い効果を生むのだという成功体験を増やすようにしています。

私たちのグループ内にいる看護師をはじめ理学療法士、技師、事務スタッフに至るまで、本当によく働いてくれます。いろいろな分野や専門がありますが、それぞれ違う領域を尊重し、交換する情報を積極的に自分の接遇に活かしてくれています。

知り合いや友人からスタッフの指導が行き届いているとよく褒めてもらえるのですが、私が接遇についてとやかく言ったことはありません。各部門の担当者が、大学や専門学校からの実習学生（実習の依頼があった際は必ず引き受けています。現在は医学部生、心理学部生、理学療法実習生が来ています）など若い世代との交流を積極的に行ってくれているのです。実習学生たちが積極的に医師を支える姿は、未来の地域医療を明るく感じさせてくれます。

私は、医師・看護師をはじめとした医療従事者すべてに、自分の領域を極め、関連する医療の知識や技術をリスペクトする「ゼネラルなスペシャリスト」になってほしいと願っています。もちろん、なかには他領域との連携なんてとても無理という人もいますが、まず自分の専門と正面から向き合い、突き詰めてみてから、自分の強みが広がる可能性を感じてもらいたいのです。

医療従事者もいろいろです。比較的大きな病院に勤めているからといって考え方がゼネラルとは限りません。残念ながら、いまだに1990年代後半の頃の治療方針を引きずっている医師もいます。近年になって改変された治療ガイドラインを知らず、今では効果がないとされる処方を平気で行う医師も一定数残っているのです。

例えば古い知識しかないため、心房細動という不整脈が原因の脳梗塞の患者に効果がないとされるアスピリンと脈拍数を抑える薬を組み合わせる医師がいるのです。この処方の組み合わせを見たら、私はすぐに看護師にホルター心電図（24時間心電図）検査をするように指示します。そうするとかなりの確率で心房細動の診断が得られます。

病床がある病院は、努力しなくてもある程度までは患者が勝手に集まってくるため収支が合いやすく、必要以上の努力をしなくなり現状維持に向かいやすい傾向にあります。ところが、医療の世界での現状維持は、実質的には衰退と同じ意味になります。常に新しい技術と研究成果を吸収して医師の資質も施設の機能もアップデートし続けなければならないのに、そこから目をそらしてしまっているからです。

このため、自分で取り回しの利く個人レベルのクリニックのほうが、結果的には自分の強みを高める場をもちやすくなる可能性があるのです。さらにほかの領域についても仲間の力を借りることができる多拠点ネットワークは、理想的な切磋琢磨の場が用意された経営環境といえるでしょう。

自分が専門とする強みの領域であれば、技術も情報も、これまでに積み上げたところから差分をアップデートするだけで蓄積が進みます。誰でも欲しい情報が勝手に向こうから飛び込んできたような気持ちになることがあると思います。これは、その瞬間に強く関心があるものに対してセンサーの感度が高まって、認識しやすくなる情報処理のメカニズムが働いているからです。最も身近な例が「カクテルパーティー効果」です。どんなに周囲が騒がしくても、関心のある人の話は聞こえてきます。情報過多の時代、このセンサーの感度を高めることが重要で、それにはまずは現在の専門領域を研ぎ澄ましていくのが近道です。

大病院で多くの医療従事者を雇う経営だと、これがなかなかうまくいきません。職員同士の人間関係が複雑になりすぎて、技能の向上を促す以前に人事調整ですっかり疲弊してしまいかねないからです。この点においても、各自が自分の城の中で経営する診療所で、シンプルな人間関係とこだわりの技術向上が期待できる自律分散型の拠点運営が、これからの医療経営のトレンドになる理由が見えてくると思います。

私は、週6日、どこかの診療所にいて現場を肌で感じながら、クラウドの情報を通じて他の拠点にいる院長と連携し、各クリニックの様子を共有しています。各クリニックの運営は院長に任せており、連携といっても情報共有でつながっている程度ですが、この「弱い紐帯《ちゅうたい》」とも呼べる関係性が、自律分散型のネットワークにはちょうどよい強度だと感じています。

中央で情報統括する理由

自律分散型のネットワークでは、人の機能・得意も分散させ、中央で情報を統括するのがポイントです。例えばグループを総合的に支える事務長は、もともと営業を得意としていました。その強みを活かし、各クリニックの人たちに対し、先陣を切ってさまざまなセッションを行ってくれています。そのほかにも、理論武装が得意な人、整った書類を作成するのが得意な人など、皆、独自の強みをもっています。

実際に採用して働いてもらってからでないと、どんな人となりなのか、どの機能を伸ばすのがよいかなどは分かりません。第一印象はあてにならないのです。少しでも事前に情報を得たいと、毎週月曜夜に開催する「ビエンサン」にゲストを招き、食事と酒を交えながら対話を重ね、グループのスタッフの印象などを聞いています。

美味しい食事と酒はコミュニケーションの良い潤滑油になります。とはいえ、職場のスタッフに対し「飲みニケーション」を強要することはありません。強制された飲み会ほど虚しいものはないからです。たまに親睦の企画をすることはあっても年に1回程度です。

この1年でたまたま、「開業を目的として修業したい」という医師が2人、私のもとを訪ねてきました。どちらも30代で若く、大学病院に勤めていた医師です。勤務医としての修業に見切りをつけたのか、あるいは医師臨床研修制度が専門領域のスペシャリスト養成よりも、広く浅くいろんなことが学べるジェネラリスト養成に重きをおいたためなのかなどと、私は思わず開業を目指す理由を考えてしまいました。

理由を聞くと、一人は関東の大学病院に勤めており、地元の香川に帰ってきて新規に開業したいということで私を訪ねてきたのだと言います。もう一人は大学病院の中堅外科医で、在宅医療や老人ホームでの医療について経験し、勉強したいということでした。理由は異なるものの、2人にはそれぞれ明確な目的があり、自分の力をそこに向けて高めたいという意欲があるところが共通していました。ノウハウを身につけ、自分で開業したいという点です。

さらに共通していたのは、私がクリニックを展開する高松市域の圏外のエリアで開業したいということでした。私のグループのクリニックと医療圏は重ならないものの、いざというときには広域連携できるという絶妙なポジションです。個と個がつながり合うときには、このくらいの「弱い紐帯」が結べる距離感がちょうどいいのです。

診療科でいうと、整形外科や理学療法士の多いリハビリ病院と画像診断の相性はとてもよく、十分連携していけます。

現在の医療は、在宅医療へ大きくシフトしています。このため、入院期間が恐ろしく短いのです。例えば、脳梗塞治療も脳手術治療後も、主な治療が終了すれば2週間で退院となってしまいます。たった2週間の入院では、脳梗塞の原因の検査も脳手術後のリハビリも不十分のままリハビリ施設に送り込まれてしまうため適切な処置が行われず、リハビリ中に症状が再発・悪化して病院に舞い戻るというケースも少なくありません。

画像診断を診療所でアウトソーシングしてほしいと考えるのには、このような背景があります。手術・治療する病院、リハビリする施設、介護する施設、それぞれで自前の検査と診断を行っていては情報に食い違いも起きやすく、引き継ぎも必要な処置もとられないまま最悪の事態も引き起こしかねません。

患者のことを第一に考えるならば、患者の情報は統合管理されるべきです。そして、医療措置の基礎となる画像診断は、どの医療処置の機関からも中立な画像診断を専門とするクリニックで公正に管理するのが最適だと考えます。薬局を院外処方にするように、画像診断も院外にして、患者の情報を統合管理すべきなのです。

政府の目指す地域完結型医療は、まさにこの「患者ドリブン」ともいえます。患者の情報が統合管理され、患者自身の意向が意思決定の基盤となる状態です。エリア内の関係する各機関がネットワーク化して情報を統合管理し、医療介護をはじめとした生活サービスの最適化を図る。このときの基本的な身体情報となるのが、健康診断・画像診断の結果です。画像診断クリニックは、あらゆる診療科、医療・介護サービスの「ハブ」として、情報の中心にいるといっても過言ではないのです。

ところが実際は、病院は自分のところに来た患者を「手放す」ことを嫌がります。患者ドリブンでの連携は絵空事にすぎず、現実はいまだ病院ドリブンです。情報は病院ごとに囲い込み、外部機関は自分たちの病院がコントロールできる範囲で手伝いを頼む程度と、格差をつけた連携を考えているところが多いのです。このため、病院が中心となって地域の関係機関が連携を行うと、指揮命令系統の必要なピラミッド型となりがちで、立場の偉い人が音頭をとって率いないと身動きがとれなくなることも多く、機動力に欠けてしまいます。

こうした現状を踏まえると、草の根のクリニック同士で連携する地域医療が、デファクト・スタンダードとなって展開していく必要をひしひしと感じます。そして、この草の根の地域医療ネットワークの結節点に、画像診断ができるクリニックがあるのだと自負しています。

各拠点の多様性、自律性を尊重した管理

多様性の確立は、各クリニックの専門性を活かし切るところからスタートします。

グループ内では脳外科が専門、画像診断クリニックは整形外科、消化器なら内視鏡といっ

た具合に専門が異なるため、グループでの医師同士の反発は起きません。また、ほかの医療機関へ紹介するときも、多様な診療科があると規模感が出て安心感をもってもらえます。1日に検査するMRIの半分以上が他機関からの紹介で予約されていることが、ほかの診療所からの信頼を物語っているといえるでしょう。

画像診断・内視鏡診断は、ほかの診療所に通う患者を奪いません。撮影結果を読影し、診断するだけで、特定の治療や薬をむやみに勧めることはありませんし、入院も手術も必要に応じて適切な機関を紹介してくれるだけです。

診断はどの機関に対しても忖度が働かず中立で、本当に患者に必要なものだけが届きます。患者にとっても余計な色眼鏡がかかっていない診断結果は信頼できます。これが院外の良さともいえるでしょう。患者が自分で自分の体をコントロールする自律性を尊重した健康管理ができるというわけです。そして現在普及に努めているNOBORIアプリを使えば、さらに患者の自律的健康管理・オンデマンド医療が実現できると考えています。

クリニック名の付け方にも一つのこだわりがあります。地名と診療科目をそのまま名にするというところです。

人の名前をクリニック名にしてうれしいのはオーナーくらいだと思います。松本だろうが高松だろうが、患者にとってはどうでもいい話です。また、理念をかっこいい熟語や外国語にするのも絵空事で嘘っぽく感じます。重要なのは、自分が受診する必要のある診療所かどうか判断がつくことです。

看板をひと目見ただけで専門特化したクリニックであることが分かるようにする。それだけで競合しないことを分かってもらえますし、患者も何を依頼すればいいか簡単に判断できます。これも自律分散で多様な拠点を分かりやすく展開するためのコツの一つといえます。

患者の理解と共感を最優先に、患者から選ばれる医療サービスを、研究機関並みの最先端技術で提供したい。この私のポリシーを知り、さまざまな専門の医師が賛同して、私の元へ来てくれます。大学病院や高次医療機関にいた優秀な医師ばかりです。

私が目指すのは、大学病院のように「最終診断機関」のレベルをもった専門技術で診断・診療を行いつつ、地域に根ざした「歩いて行ける一次医療機関」がもつ気軽さで、分かりやすく患者へ情報を提供するクリニックです。患者には分からないことだと結論を先送りにし「様子を見ましょう」とお茶を濁すのではなく、患者と一緒にやれるだけやってみようと粘る熱意と、それができる高度な診断の環境の構築なのです。

中央と各拠点で協同し常に新しいサービスを開発

専門に特化した癖のある医師たちが集まってくるわけですから、情報交換の場だけでも、新しい医療サービスへとアイデアが広がる可能性も大きくなります。

新サービスの展開は、基本的に私の好奇心から始まります。例えば、深夜の通販番組をぼんやりと観ていて、紹介されたエイジングケアの美容液が目にとまったことがあります。なんとも興味が募ったので一式を取り寄せてみました。自分の肌で試すと意外にも気持ちよく、心なしか顔の張りが出て若返った気がします。それで、クリニックの看護師にも試してもらいました。かなり好評だったことから本格的に取り入れることにし、美容も診療内容に含めたのです。

それからはこの美容液を起点に、シミ取り、脂肪の冷却除去、幹細胞培養上清液をヒアルロン酸と一緒にマイクロ電子針で射ち込むアンチエイジングなど、美容関連の施術を増やし、美容の領域はビジネスの軌道に乗りました。

訪問マッサージも「ビエンサン」で交流を深めた鍼灸師と展開するようになり、事業の柱になりました。そのほかにも、禁煙外来や減感作療法など、さまざまな医療サービスを提供し好評を博しています。

始まりは興味本位で面白がりながら試行錯誤を繰り返し、その過程でビジネスとして成立しそうだと判断したら選択と集中でコア事業を定め、関連事業を膨らませて稼働を上げていくわけです。

このようにして拠点分散型の多角経営へと医療ビジネスが広がりました。稼働効率の良いＭＲＩやＣＴなどの画像診断を稼ぎ頭に、往診サービスやドック、美容などの自由診療を組み合わせて収益体制を整え、新規サービスの広がりを支えます。

経営は二刀流が基本です。安定的な部分と、大胆に新しい、拡大する部分の両方のバランスが重要なのです。もちろんビジネスへの道が見えず撤退するものも数多くありますが、私のモットーである「トントン・ゴー（収支が赤字でなければ突き進め！）」のとおり、少しでも黒字化できたら勝ちだと考えています。それに、とにかく種まきは大切だと思います。まったく何もしないよりは、ずっとビジネスは前進します。

ネットワークを強化し更新し続ける

高松市内の西側は、クリニックの展開もかなり充実してきたので、比較的集患の弱かった東側を強化しようと考えたとき、連携したのは介護福祉の領域でした。

例えば認知症です。老人ホームなど介護老人保健施設の入所者やデイサービスの通所者に対し、脳のＭＲＩで外来受診してもらい、撮影結果に医師の意見書を添え、私のグループのクリニックに増設したデイケアへ誘導してもらい、リハビリを行います。この流れを確立すれば、介護関係の施設とのコラボレーションが可能です。

入院患者になるのはわずかな期間で、圧倒的に退院後の通院のほうが長いです。このため、在宅の看護や介護、通所リハビリや訪問診療に今後の可能性があるわけです。クリニックとその周辺がにぎやかになり活気が出てくることで、通常外来も増えるといった相乗効果が見られるようになります。
もちろん、この展開においても、ほかのクリニックや福祉施設のビジネス圏を侵食しないことが重要です。画像診断という競合しない医療技術で住み分けるのです。

介護の領域とコラボする際に気をつけたいのは、介護も医療と同様に保険制度に縛られている側面が強い点です。

例えば、デイサービス（通所介護）とデイケア（通所リハビリテーション）は、似ているようでまったく異なる機能をもっています。デイサービスは、日常生活の支援と社交の場を提供する在宅サービスで、社会的孤立感の解消、身体機能の維持・向上、家族の介護負担軽減を目的としています。対象者は日常生活で支援が必要な方です。

一方、デイケアは、主にリハビリを提供する在宅サービスで、身体機能の回復や日常生活動作の維持・回復を目的とし、退院後の体力が落ちた方や加齢で足腰が弱った方が対象です。

デイサービスは交流に、デイケアはリハビリに焦点を当てており、利用者層やサービスの内容が異なります。デイサービスは5～7時間といった長時間の利用が基本となり、デイケアは1～2時間の短時間利用も可能です。

運営形態としては、デイサービスは民間事業者も開業できますが、デイケアは医療機関しか開業できず、看護師や、リハビリ専門職（理学療法士・作業療法士・言語聴覚士のいずれか1人）を必ず配置する必要があるなどの違いがあります。

新たに踏み切った事業はデイケアの運営でした。デイケアは、実質クリニック併設でなければ運用できないことから、アドバンテージの高い拠点展開になると考えたのです。集患できそうな地域の医院へデイケア設置を斡旋し、香川県中にデイケアを設置する法人をつくろうというものでした。まずは、私とケアマネジャーの縁でつながった他業種の経営者とで折半して出資したのですが、収益はなかなか上がりませんでした。よく調べてみると市場の問題ではなく、すでに施設が私のクリニックのグループとは別の会社を立ち上げたことにより、グループからの協力を思うように得られなかったことなど、運営上の課題がいくつかありました。そこで出資してもらった金額に何割かを上乗せして買い取り、私が自分で運営ができるようにして立て直しを図りました。半年でなんとか収支がトントンになるまでこぎつけ、今はプラスに転じています。ただデイケアのみを進めるこの事業は、ほかの医療機関へのデイケアの斡旋と設置をしていくということを、クリニックの外来をしながら片手間にやっていくのは困難であると考え、撤退を決意しました。

即断・即決・即実行を持続的に行う

ビジネスには大胆さも必要です。「これはいける」と感じたら、躊躇なく取り入れてタイミングを外さないことです。MRIを増設したときもそうでした。患者が増えてMRIに需要があると分かったら、増設は即断しました。増設に伴い、診断する医師も必要になります。そのため、新しく招き入れることを即決しました。拠点が決まっていなくても、専門の科が決まっていなくても、まず医師を確保するという決断です。設備・備品の充実は現場の熱意の表れです。だから積極的に提案を取り入れて充実させます。提案が採用されたということで、さらに現場の熱も上がるという好循環が生まれるのです。

とはいえ、流行を追いかけることと最先端の技術を導入することは、似て非なるものです。根拠のない関心はただの興味本位でしかありません。患者の需要に結びつかないものは、冷静に判断して不採用としなければならないのです。

例えば、現場のスタッフから美容の流れで「骨盤矯正も取り入れたい」という案が出たことがあります。実際にデモ機を導入するところまでは検討したのですが、市場を考えると稼働率を上げるのがかなり厳しくなるのが見えてきました。このため、スタッフの提案でしたが結局却下したのです。もちろん、職場には丁寧に説明し納得してもらってのことでしたが、採算に合わないものはすぐに撤退する勇気も必要です。

目先の状況だけで進出・撤退を考えてはいけないもう一つの例があります。2018年から自己採血ができるように薬事法が改正されました。このときに注目されていたのがマイクロブラッドサービス（微量採血システム）です。時代劇でよく見る血判状をつくるときのように、指先の血豆程度の血液量でさまざまな項目の検査ができるものです。

この検査サービスに可能性を感じ、検査ラボを立ち上げてシステムを導入しました。場所も確保し、機材を入れ、技師も雇ったのですが、ふたをあけてみると日本は、職場健診や定期健診のとき、または日頃からクリニックに通院でもしていない限り、採血検査だけを単独で行おうと考える需要は少なく、まったく利益は生まれませんでした。

開設当初は検査ラボも単独で経営することを想定し、ラボの所長が個人で採算を取れるまでの運営を目指していたのですが、早々にそこまで至らないことが判明したため、完全撤退ではなく、ラボを法人化してグループ内で管理することにし、各院の患者や介護老人保健施設の入所者など、収益の見込みが明確なところから採血を請け負って、収支トントンの状態を保っていました。そこへやって来たのが新型コロナウイルスだったのです。

ＰＣＲ検査に可能性を見いだし、検査機器を大量導入したのですが、その検査場所としてラボをあてがうことができました。

振り返ってみれば、私はよく行き当たりばったりでチャンスをつかんできました。毎回のように「これでおしまい」とヒヤヒヤしながらトライ・アンド・エラーを繰り返しています。大学で研究を行ってきたときからそうでした。思い立ったら即実行、なんでもパイロット的にチャレンジし、機を見て進出も撤退も臨機応変に対応しています。まとまりのない危なっかしい振る舞いに映るかもしれませんが、試行錯誤で痛みの少ないうちに軌道修正する方針が、自律分散的なクリニックを擁するグループ経営の肝ともいえるのです。

［第5章］

最先端医療設備の導入、待ち時間の短縮、クラウドサービスの利用 集患・囲い込みを実現させるための診療方針

クリニック経営における資本投資とは

マーケティング戦略やエリア戦略に加え、クリニック経営における重要な戦略として、資本の投資戦略があります。

投資といっても、金融商品を購入することではありません。ヒト・モノ・情報といった経営に必要な資源に対し、どこへ重点的に力を入れるのか、未来の形を想像しながら検討していくことをいいます。

経営における資本の投資は、長期的な競争力と持続可能な成長を支える基盤となります。具体的には、資本には、拠点や設備投資など有形のものと、人材育成など無形のものがあります。

例えば、経済産業省がまとめた通称「伊藤レポート」と呼ばれる、企業が将来的に成長を続けるための指針を具体的に示した報告書があります。最新版は2022年8月に発表された「伊藤レポート3・0（SX版伊藤レポート）」で、持続可能な企業活動となる変革としてSX（サステナビリティ・トランスフォーメーション）を中心に、長期的な企業の価値創造を目指す戦略がまとめられています。

無形資本に対する経営のあり方については、SX版の少し前、2022年5月にまとめられた「人材版伊藤レポート2・0」があります。SX版も人材版も、デジタル化や脱炭素、コロナ禍を経て人々の中に起こった社会環境や意識の変化を踏まえ、企業の持続的な成長につながる経営戦略を改めて構築する必要があると提言しています。

このようなビジネス戦略や資本の投資提言は、クリニック経営と直接結びつくようには見えないと思いますが、地域の中でサービスを提供する事業活動を行っているという点で一般企業の事業となんら変わるところはありません。特に人材版のレポートには、クリニックでの運営にも重要となる要素が多く示されていて、今後の資本投資の方向性の参考になるはずです。

クリニック経営で特に重要となるキーワードがあります。

DX（デジタルトランスフォーメーション）

人材版伊藤レポートでは、コロナ禍を経た現在、時間や場所にとらわれない働き方のできる環境はさらに重要度が増していると指摘しています。業務のデジタル化を進め、リアルワークとリモートワークの最適な組み合わせでのサービス実現が求められています。

またＤＸは単なるデジタル化にとどまらず、情報技術を活用して業務プロセス、サービス、組織文化まで抜本的な変革を促し、効率化や新たな価値創出を目指します。クリニックでは、電子カルテの導入やオンライン診療システム、患者医療データ管理システムの統合管理などが含まれます。

最新の医療機器や治療法の導入により、より高度な医療サービスを提供するための医療技術革新（Medical Technology Innovation）も、先端的なデジタル画像診断やＡＩ解析、手術支援ロボットなど、ＤＸと密接に関わりながら進みます。また、大量のデータをクラウドで解析するＤＸの特性上、情報セキュリティー（Information Security）の課題も大きくなります。

このため、患者データの保護やプライバシー確保、サイバー対策やデータ管理システムの整備なども重要になります。私のクリニックでも国・地方公共団体などの補助金を活用しながら、クラウド型電子カルテやＮＯＢＯＲＩシステム、ＷＥＢ問診、ＬＩＮＥ・

LacoonシステムによるMRI診療・ドック予約、往診先との連携のためにカナミックシステムなどを始めています。これからも良いと思うものを取捨選択しながら採用していきたいと考えています。

ウェルビーイング（Well-being）

従業員やそこからつながる人々の幸福感や満足度、健康を重視する文化を構築し、高いモチベーションと生産性を促進しようというものです。

クリニック内でいうと、働きやすい環境づくりや多様な働き方の推進、従業員が主体的に業務に取り組んでやりがいや働きがいを感じながらクリニック運営に貢献するエンゲージメントを高める取り組みや、メンタルヘルス支援、スキルアップやキャリア開発、リスキリングや学び直しを積極的にサポートする教育プログラムやトレーニングなどの人材育成（Talent Development）が挙げられます。スタッフがもっている資格経験にとらわれず、適材適所で力を発揮してもらえればと思っています。

患者にとってのウェルビーイングでいうと患者体験（Patient Experience）となります。

受付から診療、定期的なフォローアップまで、患者がクリニックで受けるプロセス全体の品質を向上させ、患者の幸福感や満足度を高めて生活のクオリティーを向上させようというものです。DXを活用しながら、患者自身で健康・疾患克服を目指してもらうself-medicationが、幸福感・満足感に加えて達成感を得られることにつながるのではないかと思います。

超高齢社会で重視すべきは「未病」

ウェルビーイングの具体的な形は一人ひとりの「満たされた」理想状態が異なるため、どのレベルを目指すのかは人それぞれです。ただ、大きな枠組みで考えれば、心身ともに健康で、社会的なつながりも満たされた状態が理想であるのは疑いのないところです。言葉を変えると、誰もが「未病」の状態で社会生活を維持できるのが、幸せにつながっているということです。

未病の状態を維持するのは、病の自覚がなく危機感のない人に指導する形になりますから、教育を施すのと同じように、患者の理解のレベルに合わせた提案が重要となります。

患者が理解できないことはいくら正しく伝えても届きません。それどころか「この先生は私のことを分かってくれていない」と反発され、二度と受診に来ないばかりか、口コミで悪評を広げられてしまうことさえあります。

患者におもねるサービスをしろと言っているわけではありません。患者の心理状態に共感し、患者が納得する言葉を届けることが重要です。

例えば、高血圧や高コレステロールのコントロールなどでも、「数値が高いから下げる薬を出します」だけですと、患者には響きません。医師としては、高いものを下げる説明で何が悪いと思うかもしれませんが、患者としてはその数値が何を意味するのか理解できず、高いも低いも判別がつきません。

病気のメカニズムの理解の深さが異なるため、何か別の要因かもしれないし、たまたまかもしれない、よしんば数値が高かったとして、それがどんな影響を与えているというのだ、きつい薬を飲むほうがよほど怖いじゃないかと、分からない部分が大きいことからくる不安を覚えるようになるのです。

直感的に理解度を引き上げて不安を解消するには、「見える化」させることが最も有効です。「幽霊の正体見たり枯れ尾花」です。血液検査の結果を見て基準値から外れているなと思ったら、「ちょっと数値が高いようなので、エコーで見ましょうか」「その数値が一過性のものかMRIで確認が必要です」と、体の中を本当に目に見える画像に映し出すわけです。

「この血管が細くなっていますね」「隠れ脳梗塞がありますね」と、写真をもとに場所を指し示しながら解説すると、患者は本当に自分の中で起きていることなのだと実感するようになります。数値だけで特徴の解説を聞いているときは他人事だった症状が、自分の体の中の状態を目にしながら聞くと、一気に自分ごとになってくるのです。

これが、患者を自ら行動させるために必要な「可視化」です。以前は解像度の低いレントゲン写真くらいしかクリニックでは扱われませんでしたが、現在は高解像度のMRIやCT、超音波エコー、内視鏡など、画像処理の能力は飛躍的に向上しており、一般の患者でも丁寧に説明されれば読み取りできるようになってきています。積極的に活用して、患者がひと目で理解し、しかも自分のスマホで何度でも確認でき、納得できる環境をつくることが重要です。

患者一人ひとりの状況を統合管理しながら、多様性を尊重した健康維持を図る基盤として今後期待されるものに、ＰＨＲ（パーソナルヘルスレコード Personal Health Record）があります。これは、生涯型電子カルテともいわれ、個人の健康に関する情報を1カ所に集め、本人が自由にアクセスでき、それらの情報を用いて健康増進や生活改善につなげていこうというものです。

病院・診療所や検査機関からの診察・検査データや保険者保有の特定健診データ、薬局からの薬剤データだけでなく、自己測定による血圧や血糖、体重、食事や運動、服薬などの情報を、スマートフォンのアプリに記録、管理できるシステムで、急激な少子高齢化や人口減少が進む中、「未病」で持続可能な生活を送るための社会の仕組みとして注目されています。

現在は、さまざまな形で検査結果を見える形にできます。そして、それらはすべてデータとして統合管理が可能です。ＰＨＲとして、一人の人間の情報が生涯にわたって統合管理できる基盤が整いつつあるのです。

一方で、数値への誤解がある場合、納得できる説明の仕方も重要となります。これは患者との対話の技術にも通じる話です。医療の世界では、以前は常識とされていたものが現在は真逆の解釈になっていることも珍しくありません。ＷＥＢには情報があふれ、中途半端に医学風の知識が出回るため、患者が誤った理解をしたまま、その前提で医師に数値の話を聞いていることもあり得ます。

例えば、「コレステロールは悪いものだから、とにかく減らさないといけない」「ＢＭＩは低いほうがいい」といった具合です。コレステロールには善玉と悪玉があるという話はだいぶ理解を得られるようになっていますが、どれが善玉でどれが悪玉なのかの知識は怪しいものです。また、悪玉の中にもさらにたちの悪い「超悪玉」がいて、退治するのに優先順位があることもあまり知られていません。

こうした話を、面白いトピックや雑談知識のようにさりげなく患者に伝え「ちょっと測ってみます？」と検査へ誘導する話術が、実は医師には重要なスキルとなるわけです。

私は毎日どこかのクリニックで診察に携わるようにしています。診察室が複数あるクリニックだと、医師は隣で私が話す内容を背中で聞いている状態になるため、どんな声掛けをしているのかが自然と分かってきます。むりやりに問診の研修をするわけではありません。医師にもそれぞれ個性がありますから、最終的には患者と医師という人間同士の対話の世界で、関係性を築いていくことになります。付け焼き刃のテクニックでは共感は得られません。毎日人間として丁寧に向き合っているうちに、自然と身につく真摯さが、患者の心に届くのです。

病気を初期段階で発見するための画像診断クリニック

早期発見を考えるなら、ＭＲＩは年に1度を勧めています。隠れ脳梗塞や未破裂脳動脈瘤、小さな脳腫瘍などは、兆候がなく自覚できないことも多いため、毎年の頻度で検査していないと手遅れになりやすいのです。

実際のところ何かしらの治療を要する症例は、1日に5～6件くらいは発見されています。見つかったら「対処しやすい今のうちに見つかって良かった」と言えますし、逆に何も見つからなければ見つからないで「検査したけどどうもなかったよ！」と喜べばいいわけです。近所や職場の仲間に自慢げに報告すれば、「あんたも行っとき！」と、検査がまだの人へ積極的に勧めるアンバサダーのようになって広めてくれさえすることも期待できます。

20～30代の若者のMRI検査は数年に1度くらいでも良さそうですが、40～50代になってきたら細胞のコピーエラーの確率は格段に上がります。がん、脳卒中、心疾患の兆候も出やすくなってくるため、毎年の診断が大切です。

一方で、簡易的な健康診断はかなり普及してきたとはいうものの、人間ドックやMRI、PET‐CTのような画像診断を伴う検査は、どうしても大掛かりな印象を与え、気軽さは欠けてしまいます。こうしたもののハードルを下げるのが、スマホアプリでの毎日の接触といえます。NOBORIの出番です。

健康な人は数カ月から年の単位で外来を訪れることがありません。去る者は日々に疎しといわれるように、クリニックの存在はあっという間に忘れられてしまいます。直近に開院した、新しいほかのクリニックにも目移りすると思います。毎年検査を受けて常連になったつもりの患者も、制度上「初診」扱いされるため、心が離れてしまいかねません。

こんなとき、日常から常に手元にあるスマホアプリでつながっていることが大きな縁となって機能するのです。

例えばNOBORIでは、簡単なメールマガジンなどメッセージを発信することができます。普段から健康維持に有益な豆知識を紹介するなど、アプリをいつも開きたくなるコンテンツを配信していると、毎日の歯磨きのように、アプリを開かないと気持ちが悪くなってきます。

こういう習慣ができてしまえば、あとは患者ごとの来院の状況に合わせて「そろそろ検査はいかがですか」と促す連絡を入れても、押し付けがましさは減るでしょう。「これだけいつも患者のためを思った情報を流してくれているんだ、検査の案内もこちらのためを思って言ってくれたに違いない」と解釈し、すんなりと受け入れてもらえる確率が上がります。

医師の真摯な姿勢と確かな知識、近接の法則を働かせたこまめな接触で患者を抱え込む仕組みをつくり、エリア内での医療介護サービスの提供者を仲間にして囲い込み、競合せずに助け合ってサポートする。この構図が、地方の小都市で患者から選ばれるクリニックとして生き残るコツなのです。

医療情報・画像データ等を安全に管理するクラウドサービスを利用する

NOBORIを導入している医療機関はまだそれほど多くないため、普及しているとはいえない状態ですが、現時点で最も可能性の広い医療のアプリだと考えています。

アプリの機能で患者とクリニックをつないで患者の囲い込みを進め、プッシュ通知で来院を促す案内を発信し、タイミングよく受診を促すというデジタルツールによるナッジ(nudge：人々の自発的行動をさりげなく促す行動科学的手法)、クリニックのDXです。全国の対応する診療所で受けた記録がアプリの中で統合され、自分の記録として残っていくのです。

Amazonや楽天市場といった買い物のプラットフォームのようなもので、利用履歴も残りますし、受診結果の情報も積み上げられていきますから、いちいち自分のプロフィールを入れて説明する必要がありません。命に関わるような身体的注意事項も、セキュリティー的に不安のないアプリ内で管理でき、いざというときに医師との共有がしやすくなっています。これが一定の割合で普及すると、アプリに対応している医療機関でないと損だと認知されるほどになるかもしれません。数年前にクレジットカードやスマートフォンで支払うキャッシュレス決済が普及した頃のことを覚えている人も多いと思います。現金での支払いが大半だった頃はキャッシュレスに対応していることを目立たせる必要はそれほどありませんでしたが、政府の大々的なキャンペーンの末、すっかり普及した今ではむしろ、キャッシュレス決済に対応していない店舗は入店を避ける人もいるほどになっています。今後、NOBORIも普及すれば、導入の有無が受診するかどうかの決め手にされるくらいになる可能性もあります。

キャッシュレス決済が政策の一つとして普及していったように、医療サービスは保険制度と密接に絡んでいるため、国の政策や地方の行政が行う取り組みと切っても切れない関係にあります。このため、情報の統合管理システムについては、自分のクリニックのネットワークという狭い範囲の使い勝手を考えるのではなく、クリニックが展開する自治体の方針も参考にするなど、広い視点をもつことも重要です。

現在の行政システムは、ＬＧＷＡＮ（総合行政ネットワーク）と呼ばれる行政専用の通信網で構築されています。今から20年ほど前の２００３年度に全国の市町村が接続し、運用が開始されました。このネットワークは、インターネットにつながらない専用のＬＡＮシステムです。

これをインターネットに接続したクラウド利用も加えた新しいＬＧＷＡＮへと変えていく方向で、現在取り組みが進められています。マイナンバーを利用する保険などの事務系、行政機関内部の人事や文書管理のＬＧＷＡＮ接続系、情報収集やメール・ホームページなどのインターネット接続系の三層で情報セキュリティー対策を強化し、行政手続きをオンライン化していこうというわけです。

医療サービスのシステムも、保険証とマイナンバーカードとの連携を皮切りに少しずつこのクラウド型行政情報システムの影響を受けてくるはずです。これからの鍵となるのはＩＣＴによるアクセスの気軽さとデータドリブンでの患者中心の医療サービスであり、極限まで効率化させた診察データの一元的管理によるクリニックのＤＸと、人間だからこそ行える対面での接遇で患者の気持ちに共感する診断サービスとの融合です。

クリニックのＤＸとして、現在、「スマートＭＲＩドック」（診察室に入らずにスマートフォンで結果通知を受け取れるサービス。商標登録）のサービスを構築中です。ＷＥＢ上で予約をし、自分の好きなタイミングでクリニックに出向き、さっと検査を受けたらそのまま帰宅、あとはスマホアプリに届く結果を待つだけという手軽さを追求したドックです。自分の都合のよいときに検査を受けることができますし、煩わしい「おすすめ」も聞かずに済むから気軽です。診断結果はアプリを開けばいつでも確認できますから、検査後の行動を自分の判断で進めたい人は重宝するはずです。

検査は気軽に行いたいが診断結果は医師から直接説明を聞きたい、これからどうしたらよいか相談にのってほしいという人は、ＷＥＢで診察を予約することもできます。診察内容によってはすべてをオンラインで済ませることもでき、時間からも場所からも縛られることがなくなります。私のグループでは自由診療でも比較的安価に設定することを心掛けています。このため患者にとって利用しやすく、高騰する医療費にも影響しない、みんなにとって幸せなシステムだと思います。

全身のＭＲＩ検査を受けておけば、今自分の体がどういう状態なのかを詳しく把握し、普段の健康診断や人間ドックの結果も踏まえて日常生活の改善ポイントが分かります。本格的な治療や生活改善に向けた調整が必要なものは、関連する診療科のあるクリニックや病院を紹介してもらいます。このとき、検査結果のデータはクラウド型の電子カルテでネットワーク化され、安全な状態で一元的に管理されていますから、紹介先の医療機関のどこへ行ったときでも面倒な初診のプロフィール入力が不要となり、診察内容も検査結果もこれまでの履歴がデータ統合され、無駄な診療がなくなり、レセプトも会計も楽になります。これは医療機関や医師の事情で手間を省いているのではなく、患者の負担軽減を基盤とした「患者ドリブン」の診療システムです。

治療の方向も、クリニックを超えて統合されたデータ上で各医療機関の医師がそれぞれに全体像を理解するため、グループ内で時間差をつけてカンファレンスを行っていくような形になり、ダブルチェック、トリプルチェックできているようなものです。治療方針の食い違いや思い込みから効果を相殺するバッティングも減りますし、飲み合わせの悪い薬を処方するミスも軽減されるはずです。

これが、自律分散型の診療ネットワークで実現する地域医療の理想形、クリニックのＤＸです。言い換えるとオンライン上での「バーチャル総合病院化」を行うようなものです。実際のところ、クラウド型電子カルテは、総合病院が採用するような規模とセキュリティーのレベルを誇るものを導入しています。私は本気で、患者ドリブンの医療ネットワークの展開が地方における「未病」社会の実現への最も近道だと考え、普及を目指しています。

待ち時間を減らすための取り組み

少し大きな構想で近未来の話を取り上げてきましたが、現実はまだ普及にはほど遠く、「3時間待って3分診療」「紹介状を持ったまま問診のたらい回し」といった現状は残っています。しかし、改善は一歩ずつしか進みません。

システムが整備されて医療機関の側で普及が進めば、患者にはメリットしかないアプリですから、操作に長《た》けたデジタル世代が受診の中心になる頃にはクラウド型の医療ネットワークが一気に浸透する可能性があります。

システムによる情報の統合管理が進めば、待ち時間ゼロのウォークスルー検査も理論上は可能です。MRI検査に必要な30分ちょっとで受付から会計を経て薬局まで送り出すのが理想です。少しでも時間短縮を図るため、ネット予約やWEB問診、クレジットカード決済を導入していますが、まだ完全に普及しているわけではないため、今のところは1時間弱、混み合ってしまうと1時間半くらいかかります。もっとも、通常の病院の外来診療よりはスピード感があり、来院された方の中から「待たされている」というクレームはほとんどありません。それでも、患者への浸透も含め、まだまだ改良の余地があります。

患者の診察順序にも工夫が必要なことも見えてきています。クリニックに来院する患者はすべて同じ医療サービスを求めているわけではありません。MRIの検査を受ける目的の患者もいれば、検査の結果だけ聞いて相談したい患者も、いつもの薬だけをもらいに来る患者もいます。単に受付の順番でなく、患者の診察順を調整することで、全体の待ち時間を減らすことも可能です。

このような組み合わせを考えるのはAIが得意です。電子カルテシステムで診察順序を最適化させる微調整も仕組み化できます。電子カルテでデータを自動的に統合管理すれば、複雑な組み換えでも患者を取り違えるような危険性は減らすことができます。

高齢者が複数の病院のかけ持ちをしない医療提供を目指す

検査や診療のシステムを構築しデジタルで徹底的に統合管理する一方で、人間にしかできない接遇のアナログ部分をバランスよく配するのが医療サービスの肝となります。

DXはデジタル化がもたらす革命をいいますが、単に手書き情報をデジタルデータにする作業を指すものではありません。データ化された情報が統合管理されて新しい意味をもつようになったり、効率化されて浮いた時間や人手を別の重要なサービスに充てて新しい価値を生み出したりする変革が「トランスフォーメーション」なのです。デジタル化や統合管理は手段にすぎません。仕組みが普及するまでは手間が二重に増えるため、デジタル化や統合化する作業を目的化しがちですが、本来は統合した先に広がる医療サービスがもたらす地域医療の新しい姿を目指しているのだということを忘れずにいたいものです。

そのためにも、私は現在の患者の大半を占めるアナログ組、デジタルへの統合に乗り遅れがちな高齢者に対する接遇から、新しい地域医療に必要とされるサービスの基本要素を探っていきたいと考えています。

カルテに患者のサマライズを入れるのもその一つです。直接治療に関係のない情報であったとしても、カルテに目を通した医師がその患者のプロフィール情報として共有し、診察に臨むことにより、「このクリニックは私のことを理解してくれる」と信頼を寄せてもらえるようになります。対話にかけた実時間にかかわらずコミュニケーションは濃厚になり、数秒だとしても、印象の残り方がまったく違うわけです。

特に記憶に残る帰り際に、その患者が最も大切に思っているもの——家族やペットなどを話題にすると特別感は最高潮に達します。人心掌握の囲い込みのテクニックなどと冗談めかした紹介をしてきましたが、患者の内面に共感し関係性を良好にする接遇の技法としてはかなり効果的ですから、患者のためにぜひ、このアナログサービスを極めてほしいと願います。

高齢者は病院行脚をしがちです。その背景には、自分のことを理解してくれる存在への希求があると考えられます。自己の存在を安定させる自己肯定感には大きく二つの方向があります。存在の肯定と能力の肯定です。高齢者は経済活動でいうと能力を発揮し終えてリタイヤしたステージにいるため、能力の肯定感は若い頃に比べてずっと低いはずです。

このため年齢を重ねるごとに、かつての能力を引っ張り出して認めてもらおうと昔話をする者や、存在そのものを肯定してくれる相手をつかまえて自分語りをする者が続出するのではないかと感じています。私を含め、皆が「いずれ行く道」なのですが、こうした心理特性も踏まえて接遇に臨み、存在の肯定感を高めるような情報の共有がデジタルカルテ上にできれば、ＡＩに助けてもらいながらの効果的な接遇サービスが生み出せるようになる可能性もあります。

そのうえ、高齢者が気の向くままに複数の診療所を回っていると、各医院で投薬された薬が膨大になり、患者が勝手にその中から取捨選択して服用し、優先順位の高いものを服用していなかったり、必要十分量を服用していないなどのリスクも増えてしまいます。診立てがまったく異なると日常生活のアドバイスも真逆になってしまい、混乱を招く恐れもあります。クラウド電子カルテによる患者情報の統一は、こうしたリスクを回避させるために非常に有効です。

高齢の患者の場合、認知の問題や経済的な側面から、患者の情報を家族と共有しておく必要がある場合も増えます。家族ぐるみで治療を行う必要があり、時には生活支援や介護の関係者とも情報の連携が求められます。

ＮＯＢＯＲＩは家族も操作して画像診断の検査結果について情報を閲覧することができます。

最先端の診断技術に支えられた中立的な検査と忖度のない診断の事実を裏付けに、患者の日常に寄り添った共感の姿勢を態度で分かってもらうトークは、これからの新しい時代の医師に求められる基本の技術となっていくはずです。

［第6章］

医療・看護・介護・福祉の多職種連携で地域医療の中核を担う医療グループを目指す

取りこぼしのない地域医療に向けて

医療従事者は人々が健康な生活を送るために欠かせない職業、エッセンシャルワーカーです。命を扱う特別な存在で、利益を追求する一般のビジネスとは根本的に異なるという考えにも一理あります。ただ、医療従事者は仙人ではありません。医療を支える私たちも、医療サービスを受ける患者も、同じ社会で生活する経済人です。この点で、医療サービスもやはり経済活動に組み込まれたものであり、ビジネスの一つであるという視点をもつ必要があります。特に、クリニックを開業する医師は、たとえ個人の事業であったとしても、経営の観点を失うわけにはいかないのです。

経済活動の視点から医療サービスを眺めたとき、私のとったビジネス戦略は、大きく「患者に選ばれるマーケティング戦略」「自律分散型の多拠点ネットワーク戦略」「最先端技術を導入する投資戦略」の3つの柱でした。

これらの背景には「一人の入院患者より千人の未病の患者を救いたい」という思いがあ

ります。取りこぼしのない地域医療を展開するため、私が目指す理想の地方のあり方です。

これからは、自宅で健康に暮らしていくのが前提です。病院への入院にせよ福祉施設への入所にせよ、高齢者はいったん自宅から離れてしまうと、再び自宅へ戻って元の生活を送るのは至難の業です。自由な自宅での生活からパターン化された集団生活に移ってとまどうことのないように、地域全体の関係者が連携して自宅暮らしの人々を支えていかなければなりません。

人口減少が続き、少子高齢化が加速する中、これから地域医療はますます過酷な環境になっていくでしょう。それでも、私は未来の社会に悲観してはいません。「未病」への対処を軸に地域の人たちの健康リテラシーが高まる支援を医療サービスに組み込んでいくことにより、きっと充実した地域での暮らしは実現するからです。

これからクリニックの提供価値は大きく変わっていくと思います。変化するニーズに的確に応え、俊敏に軌道修正できるクリニックとなるためにも、3つの柱は重要になります。

取りこぼしのない地域医療を進めるためのクリニック展開は「16キロの法則」での拠点分散が基本です。高松市でいえば、市内に4～5カ所といったところです。人口密度や展開する診療科の多様化によってもう2～3カ所、競合しない連携先が展開するとより充実します。このネットワーク連携が、医療サービスを提供する機会の損失を抑えて持続可能な経営を図るという現代の課題を解決しつつ、「未病」への対処を支える地域医療への浸透という将来への投資もできる規模になります。

各クリニックがそれぞれのエリアの中で地域の患者を支援し、取りこぼさないようにします。グループ全体として見たとき、1人の医師が地域の老人保健施設（特別養護老人ホーム、住宅型老人ホーム、グループホームなどの入居施設）と関わるのは月に数回程度です。

現在、収入ベースで見ると、外来8割、在宅2割くらいのバランスが、大きな負担なく毎日取り組みを継続できるように感じます。将来の開業を見据え私たちのグループに籍をおいている医師らも、在宅診療だけになってしまうと面白みがない、やはり外来診療もしながら専門医として培ってきたスキル・知識を維持したいと言っています。

地域内での付き合いは、普段は各施設と情報共有でつながり、いざというときには駆けつけて治療を行うという安心感を大切にしています。具体的には、月2回程度の往診とデイケアのリハビリ、デイサービスでの生活支援です。入所施設では、嘱託医として月2回程度の往診といったところです。

意外と地域に関わるのは少ない印象ですが、これには制度上の問題もあって、医療従事者にとっては、介護の報酬制度がかなりの足かせになってきます。例えば、要介護3の人を支援する場合は月額報酬20万円といった具合に上限が決まっていて、介護やリハビリのスタッフらが分け合うことになるのです。リハビリが大切だからとむやみに勧めても、生活支援に充てる割合を医療側で侵食するわけにもいかず、制度の範囲内では思い切ったことができないもどかしさがあります。

持続可能な医療サービスを考えたとき、現状の介護の制度の中で医療が本格参入するのは、お互いを不幸にする恐れがあります。私が研修医時代に上司から、患者のところへ一日に何度でも足を運び、患者の変化を見落とさないように努力しなさいと言われたこととは正反対ではありますが、あくまで月に数回といった関係の中での後方支援にとどめたほうが良いのです。


介護方面での連携は、要支援者とのコミュニケーションだけでなく、介護スタッフとの共感を重視し、介護者のニーズを拾う必要があります。

例えば、介護スタッフの送迎負担を減らすために始めた「片道サービス」が好評です。クリニックで検査してもらうため、送り迎えのどちらか一方をクリニックが担当するのです。送迎の両方となるとクリニック側も負担感が大きく長続きしない可能性が高まりますが、片方であれば気軽に利用してもらえるサービスになります。

老人施設も少ない人員で運営しています。患者を医院へ送ってきて、検査診察が終わるまで待ち、また患者を施設へ連れて帰るとなると介護スタッフ1人の半日分の時間が潰されてしまいます。このような、ちょっとしたサービスを付加価値にして、選んでもらえるクリニックになっていくのです。患者にとっても受診へのハードルが下がり、疾患の早期発見にもつながります。それにより患者も回復しやすく、入院の機会も減ります。

老人保健施設に対する平常時の関わりは月に数回ほどですが、地域の後方支援として重要となる「いざというときの駆けつけ」については、24時間365日、クリニックを運営する医療機関として使命を果たしています。年中無休の待機体制を、グループ全体で10人ほどの医師で回している計算になります。責任の大きなことではありますが、現実としては夜間の緊急呼び出しはめったにないですし、大きな負担になるほどではありません。

これが、一人でクリニックを運営していたら、遠方へ出張している間に何かあった場合、「担当医師が24時間以内に診る」対応を約束できなくなります。このため数日にわたる長距離の予定がなかなか入れづらいのですが、グループ内の医師で回すことで複数の医師が当番制で対応することができ、普段から電子カルテの共有やカナミックシステムでの気軽な連絡などで情報連携していれば緊急対応もスムーズに行えます。

働き方改革や少子化での働き手不足など、これからの人材難の時代では、夜間の待機といったきつい仕事はますます敬遠されるようになるでしょう。システム化やネットワーク化による省力化で効果的な連携を図り、誰もが負担の少ない対応ができる仕組みを構築するのも今後の重要な経営視点になってきます。

医療情報システムの高度化

一つひとつの拠点は小規模のクリニックですが、だからといって診断や診療の内容には妥協しません。MRIやCTをはじめとする医療機器と診断技術も、総合病院と同レベルを確保しています。医療情報に関するシステム構築については、むしろ小規模クリニックの分散経営にこそ必要だとさえ考え、問診システム、予約システム、医療データ統合、クラウド型電子カルテ・自動支払機などのシステムを構築し、導入しています。

こうして、最新の技術を惜しみなく使って効率的に情報連携を図りつつ、患者一人ひとりの意識に共感する接遇で信頼関係に基づく「未病」の改善を目指しています。さらにスタッフの業務負担の軽減を図っているのです。

私は常に地域に対し、「私のクリニックが最後の砦《とりで》」だとの心構えで患者を診ています。患者の訴えに対し、結論を出さずにしばらく様子を見るというスタンスは、大嫌いです。もちろん、専門外の疾患が考えられる際には、知り合いの優秀な医師へ紹介あるいは助言を請います。この姿勢は患者にも伝わっていると思いますし、信頼し、身を委ねてくれています。

ところで、医療機器やシステムは、大掛かりなものが多いため、政府や行政機関が補助を出すプロジェクトにはひとまず乗ってみるというのも重要です。補助金事業はたいてい、そのときの重点政策を十分に浸透させたい場合に予算が積まれるからです。

このような情報は、医師会からのメールや県からの案内便などで得ています。その他、省エネなどの環境関連や働き方改革など労働関係といった医療以外のジャンルでも使える補助金制度があるため、情報を広く集めておくことが重要です。

これもあり、私は医療法人以外の業界の人との交流も積極的に行っていますし、国・県・市議会議員など政治に携わる人たちとも良い関係を保つようにしています。「ビエンサン」にも多くの人を招き、多方面からの情報にアンテナを張っています。

サイバーセキュリティー対策の強化

画像診断結果や電子カルテ、NOBORI・カナミックシステムといった医療履歴のデータをクラウド管理する時代、そのほかにも院内では無線やネット検索、ネットワーク機器を接続した高精度の医療機器などが大量に設置され、24時間稼働するものも少なくありません。精密機器の機能と安全性を確保するため、サイバーセキュリティーの重要性が増しています。実際、医療機器のサイバーセキュリティーの脆弱性により機器がクラッキングされる恐れが発覚して使用停止や回収騒ぎも近年増えています。

幸いにも日本の医療機器ではまだ深刻な被害を受けた報告はありませんが、いつ起きても不思議ではありません。こうした状況を踏まえ、2023年4月から、医療法施行規則改正により医療機関等へのサイバーセキュリティーが義務化されました。病院、診療所、助産所が対象です。また翌5月には、「医療情報システムの安全管理に関するガイドライン第6・0版」が公開されています。

ガイドライン6・0版では、医療法施行規則において管理者の遵守事項としてサイバーセキュリティーの確保が求められるようになったことを明記し、サイバーセキュリティーへの対応を整理または増加させ、より実効性を高めることを求めた内容となっています。対策の個別ポイントとしては、近年の医療ITの進展やサイバー攻撃の増大などの状況を踏まえ、「外部委託、外部サービスの利用に関する整理」「情報セキュリティーに関する考え方の整理」「新技術、制度・規格の変更への対応」が示されています。

医療におけるサイバーセキュリティー対策としては、一つには、電磁的方式により記録・発信・伝送・受信される情報（データ）の流出など、患者の個人情報の管理を適切に行うことがあり、もう一つは、医療機器のハッキングにより検査の中断や誤った診断、不適切な治療により患者に及ぼす健康被害に対して安全性を確保するものがあります。

今後はオンラインによる資格確認が基本となっていきますから、ネットワーク接続がこれまで以上に多くの医療機関へ拡大するのは明らかであり、その分セキュリティーリスクも大きくなります。医療情報と各種機器が情報統合されてネットワーク化するわけですから、システム障害の影響はより深刻になっていくはずです。

この領域については専門外になりますから、攻撃を受けたときの備えとして、ログデータやバックアップの保存を確実にしておくこと、システム障害が発生したときにできるだけ速く情報収集し証拠を保全できるよう記録体制を確立しておくこと、調査や報告先をあらかじめ確認しておき緊急対応が素早く行えるようにすることなど、被害軽減の対処法が中心となります。予防対策としては、いかに信頼できる専門業者を選べるかが鍵となります。

また、どんなに対策を講じても、結局のところは運用する人の問題が残ります。パスワードの管理やデータの持ち出しなど、ヒューマンエラーが起きないよう行動環境を仕組み化で防ぐことも重要です。香川県では、K－MIXという総合病院のカルテ情報を患者の同意の下、医院から参照できるというシステムが導入されています。その導入に関わった人材を私たちのグループの電脳部スタッフとして採用しています。グループのDX化に加え、セキュリティー対策にも寄与してもらっています。

医療事業継続計画（BCP）の策定

サイバーセキュリティー対策が、サイバー攻撃というテロ対策とするならば、もう一つのリスク管理は災害発生やシステム障害などの非常時対応といえます。

事業継続計画（BCP）は、Business Continuity Planningの略で、災害や緊急事態が発生して甚大な被害を受けたときでも業務を中断することなく、または仮に中断した場合でもできるだけ早く復旧させるため、事前の予防策と非常時の緊急対応策を総合的に計画するものです。

医療機関におけるBCPでは、特に、緊急時でも途切れず医療サービスの提供を継続するという非常に重要な社会的責任を担います。自然災害や感染症の大流行、テロ攻撃といった社会に大きな被害が発生している場合は、自組織だけでなく、周辺社会の被災者の救助救急にも関わることになり、より迅速な対応体制の構築が求められます。このため、医療機関では、次のような対策をとっておく必要があるとされています。

・業務の優先順位付け　緊急時における医療業務の優先順位を明確にし、限られたリソースで最も重要なサービスを継続します。

・スタッフの役割分担と代行順位　スタッフの安否確認や勤務体制、トップ被災時の代行順位など、万が一のときにも柔軟に対応できる体制を整えます。

・通信体制の確保　電話、無線、インターネットといった通信手段が断たれた場合のために、代替手段を用意します。

・設備と供給品の確保　電力、水、医療機器、薬品、消耗品など必要な資源を確保し、供給が途絶えた際に備えます。

・バックアップシステム　電子カルテシステムなどの重要な情報システムに対して、定期的なバックアップを実施します。

医療機関におけるＢＣＰは、これらの要素を踏まえ、実際の災害を想定した演習を定期的に行い、対応力を向上させるとともに、定期的な見直しと更新が必要です。

診療所のような規模では無縁に思えるかもしれませんが、南海トラフ地震など、繰り返し発生する大規模地震もありますし、地球温暖化などで気候変動が激しくなり、ハリケーン並みのスーパー台風も珍しくなくなっており、いつ災害に遭っても不思議でないところに住んでいるのだということを忘れず、普段から地域全体での生き残りとして何ができるかを考えておきたいところです。

そのためにも地域の各機関と普段から連携し、互いの役割を認識し合って、いざというときに協力し合える関係性をつくっておくことが重要です。電子カルテや画像データ、介護保険施設との情報のやり取りなどのクラウド化により、災害においても患者情報の参照が可能となるからです。

制度変更に迅速に対応し、診療内容やサービスをすぐに見直す

国や行政の補助金制度はそのときの政策の方向性を示すものだから積極的に利用したいという話をしましたが、一方で、こうした事業は簡単にはしごを外される可能性が高いため、寄りかかりすぎると危険です。

そもそも医療サービスは、大枠として医療保険制度の中で生き残るしかなく、国の手のひらの上で踊っているようなものです。往診料にせよＰＣＲ検査にせよ、一気に普及させたいものは高額の報酬が乗りますが、時期が来たら突然変更され、あてにしていろいろ導入したのに間に合わず取り残されてしまったという例があとを絶ちません。

医療に関する国の助成や保険制度については、基本的に数年で変わっていくものだと心得ておき、自分のクリニックに適用できそうな制度があれば目いっぱい利用しつつ、次にかかるはずのはしごを探して体重移動させていく姿勢が重要となります。

情報収集のポイントでは、とにかく人と会って、話をすることです。周囲にいる人たちは皆それぞれに人生を歩んできていて、特徴あるつながりをもつ人も少なくありません。

例えば、開業医の子どもだけれども医師にならなかった人たちがつくるコミュニティとも付き合いがあります。医療の専門コミュニティの少し外側に関する情報が満載で、そのつながりから病児保育の話が来ました。地域で情報誌を制作している女性からは、美容と幼児教育に関する情報を共有してもらっています。

老人施設を経営する女性もいます。同窓会なども縁を探すのによい交流の場です。皆自分たちの歩みの中で具体的なノウハウをもっており、話を聞いていると、その領域の市場規模やニーズ、参入するための方法などの情報が集まり、クリニックとして展開すべき診療科や拠点の展開イメージが湧いてくるのです。

もちろん、医療に関係する領域や介護業界、接骨院などの関係者とも良い関係をつくり、積極的にコラボできるポイントを探します。運動療法や理学療法の人たちとは、デイケアや介護老人保健施設などに出向き、こまめに情報をアップデートしています。健康維持のリラックス体操やヨガ教室などもやってみたりしました。これはうまく回らないことが分かり、すぐに撤退しました。訪問マッサージ、訪問理容などのプロジェクトは続いています。

地域住民の自律を促すために

チャンスだと思ったらやってみることが基本です。場当たり的経営に見えるかもしれませんが、フットワークを軽く対応するからこそ多様化を図ることができますし、地域のニーズにも柔軟に向き合えるようになります。

例えば、私のクリニックでこだわっている「待たずに診療を受ける」というニーズは、結果として現状での要望です。本質的な「なりたい状態」は自分自身で健康を管理し、疾病を治療するセルフケアなどを通して元気に楽しく、充実した毎日を送るための健康な心身を自分のものにし、満たされた自分の時間を自分の意思で使えることだと思います。

精神的にも肉体的にも、また社会との関わりの中でも、健康で満たされた生活、つまりウェルビーイングの状態での社会生活上の活動内容は多岐にわたります。このためクリニックは、基本的にどんなジャンルともコラボできる素地があると考えています。

老人施設の嘱託、デイケア、訪問理容、訪問マッサージ、美容（しわ取り、シミ取り、育毛、脱毛、アートメイク）、WEBアプリなど、導入したい・開院したいという熱意が本物で、とことん追い求める姿勢を感じたら、とにかくやってみることです。私はその立ち上がりを支援はしますが、採算がとれて立ち回りがうまくいく兆しが見えたら早めにスタッフの自律性に任せ、自分の城である自覚をもってもらい、グループ傘下に抱えることで安心感も維持できる自律分散型のネットワーク連携で応援します。

当然ながら、このようなグループでのネットワーク化は、多角経営にはなってきますが、一応の目安として、医療から完全に離れた専門外のものには手を付けないというルールを設けています。これまでに培った目端が利かなくなるからです。

見切りは大切です。直感も熱意を測るのには重要なのですが、これまでの収支の数字に裏付けされた実態から極端に乖離《かいり》したものは単なる夢、願望ですから、実行可能性はしっかりとチェックします。本書でお伝えしたようなマーケティング戦略やエリア戦略を頭に描きながら、どこに集中的にエネルギーを投資するかを考えて、実行性を高めます。結果オーライではなく、結果をオーライにもっていくというイメージです。

私たちの医療グループでは現在、7つの拠点を連携させつつ、地域の基幹病院や市の包括支援センター、老人ホーム、介護施設などと幅広く連携しています。救えるはずの患者が取り残されないよう、手厚いケアを地域全体のネットワークで行い、さらに、地域の人々が健康管理や健診への知識を深め、心も体も社会的つながりも満たされた生活を自律的に送ることができるよう、「未病」の視点からのサポートを行っています。

これまでの取り組みは、少しずつ形になり、手応えとなって表れています。薬の卸会社の担当者から「認知症薬の処方数が香川県で一番、九州・四国まで広げても、大病院を含めすべての医療機関の中で7番」と教えてもらったときは、画像診断を専門として地域に根ざした多くの拠点を展開してきたクリニックの成果を実感し、香川県で一番の医療サポート機関だと認められたのだと、素直に嬉しく感じました。

現在、7つのクリニックを1つの大きな総合病院のようにまとめていくことを構想中です。といっても、拠点はそのまま地域でのクリニックですし、診療科も点在する形です。オンライン上で外来を一覧化し、クラウドシステムを使って受付や問診、診療データを統合した「バーチャル総合病院」をつくっていこうという考えです。

NOBORI、カナミックシステム、クラウドカルテ、自動支払いシステム、オンライン予約などの導入は一部ではすでに始まっています。今後はスマートMRIドック、バイオマーカードック（ノア検査）なども普及させ、さらなる自律分散型ネットワークのクリニック経営を展開していくつもりです。多くの他業種他分野の専門家の皆さんの力も借りながら、幅広く「取りこぼしのない地域医療」を極めて、住民自らが自分の体を自分で高めていくための医療サービスを創造していきたいと考えています。

おわりに

開業から6年目の2013年に2拠点目のクリニックを開院してから2019年までの6年間、毎年医療サービスの拠点を増やしてきました。2020年からの3年あまりは新型コロナウイルス感染症の流行により社会全体が致命的なダメージを受けていましたが、その中でも診療科を増やすなど事業を拡大することができました。

脳外科、内科、消化器科、呼吸器科、小児科、そのほかにも美容部門、訪問マッサージ、訪問理容、検査ラボなど、医療にできるサービスはなんだろうかと、あらゆるチャレンジを続けてきました。さらに循環器専門クリニックとコラボしたクリニックも開院し、地域全体での総合診療サービスとなるよう拡大を続けています。

このように、個人で開業した場合にリスクが高いといわれる多角経営が軌道に乗ってきたのは、研修医時代からの「一人の手術患者より千人の未病患者を救う医療を」というぶれない思いで、地域の人たちが自力で賢く長生きするための自律分散型医療サービス網を築いてきたからだと感じています。

患者は、医師の言いなりになって治療を受けるのではなく、患者自身が我が身を理解し、自分の意志で心身を整えるために、医師の知見を使うのです。自律分散型医療ネットワークの中心に、体の中の状態を客観的に「見える化」し、患者自身の理解と納得を促す画像診断を据えたのは間違いではなかったと、改めて思います。

医療の話ではありませんが、ある老舗のラーメン店の店主が、久しぶりに来たお客さんから「このスープは何十年と変わらない」と言われたとき、「変わり続けてきたから、変わらないんだ」と答えたエピソードがあります。時代が変われば、社会の嗜好も変わります。その店主は、毎日顧客の求める味を追求するという変わらないゴールに向かって軌道調整を続け、変化させてきました。店主のこだわりではなく顧客の好みに味を変化させてきたから、長年「変わらない味」という顧客の支持を受け続けることができたのです。

私の歩みもそれと同じです。医学部への進学も、脳外科の選択も、初めから狙っていたわけではなく偶然が重なって用意された道でした。開業してからの拠点拡大も、たまたま飛び込んできた話を拾っていくうちにここまできたわけで、運に恵まれた歩みだったといえます。

この運は、私が常に「未病を救う医療」というゴールを目指し、いま目の前の最適解を選び続けようと試行錯誤し、常にセンサーを働かせ、前向きに解釈して、失敗を失敗にしない行動力が運んできてくれたように思います。世の中のどのようなことでも、目の前に現れたものの意味を自分ごととしてとらえていけるかが、成果を形にする分かれ道になっているのではないかとも感じます。

未病の市民に賢く医療を受けてもらうために必要な手段を届けたいとジタバタし続けてきた私の姿を、周囲の人たちがずっと助けてくれました。多くの友人・知人たちとのつながりが、今の私をつくってくれています。心から感謝します。

また、こんな私の走り方を常に見守り、私の少ない潜在能力をうまくとらえ、言語化して気づかせてくれる妻がいます。いつも最初は反対、その後、興味津々、最後は私より前のめりとなり、的確なアドバイスをくれて、ありがとう。娘たちも、「お父さん、大学病院で教員とか、総合病院で部長をしているより、今のほうでよかったね」と言ってくれています。グループの医師、スタッフの協力があって、地域の中の一人の人間として「守るために変わり続ける」という、シンプルだけど難しい経営を続けることができました。ただし、私が目指す経営の原点にあるのは「元気であり続けてもらいたい、生命を脅かすものが潜んでいるなら見つけてあげたい、死なせてはいけない」という、私の目の前にいる患者一人ひとりへの想いです。時代の変化に伴って治療方針を変えることがあっても、この想いを見失ってはいけないと、診療に携わるなかで常々考えています。

これからも私は変わらず走り続けます。この先にどんな道が用意されているのかは分かりませんが、目指すゴールは同じ、「地域の市民の自律的な生活を支える医療」です。地方都市のクリニックであっても、自身の描いたゴールに向かって行動し続けることで、安定した経営を成り立たせることができるのです。

皆さんに支えられながら、その時々に私にできることをとらえ、全力で医療サービスの提供を続けていきたいと考えています。

松本 義人（まつもと よしひと）

1989年香川医科大学（現・香川大学）卒業、香川医科大学附属病院脳神経外科入局。1994年同大学院修了。米国国立衛生研究所内癌研究所滞在研究員を経て1997年に香川医科大学附属病院勤務、2003年より同病院講師を務める。2007年、高松市内に西高松脳外科・内科クリニックを開業。現在、同市内に7つのクリニックを展開する西高松グループの理事長を務める。脳神経外科、放射線科などの専門医をそろえ「病気の診断」に特化した運営が特徴。

本書についての
ご意見・ご感想はコチラ

香川県の小さなクリニックが巨大医療グループへと拡大できた理由

二〇二四年二月二九日　第一刷発行

著　者　松本義人
発行人　久保田貴幸
発行元　株式会社 幻冬舎メディアコンサルティング
〒一五一-〇〇五一　東京都渋谷区千駄ヶ谷四-九-七
電話　〇三-五四一一-六四四〇（編集）
発売元　株式会社 幻冬舎
〒一五一-〇〇五一　東京都渋谷区千駄ヶ谷四-九-七
電話　〇三-五四一一-六二二二（営業）
印刷・製本　中央精版印刷株式会社
装　丁　秋庭祐貴

検印廃止

Printed in Japan　ISBN 978-4-344-94766-5 C0034
幻冬舎メディアコンサルティングHP　https://www.gentosha-mc.com/